Andarilhos da Imaginação
Um estudo sobre os loucos de rua

FLÁVIO CARVALHO FERRAZ

Andarilhos da Imaginação

Um estudo sobre os loucos de rua

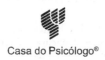

Casa do Psicólogo®

© 2000 Casa do Psicólogo Livraria e Editora Ltda.
É proibida a reprodução total ou parcial desta publicação, para qualquer finalidade, sem autorização por escrito dos editores.

1ª Edição
2000

Produção Gráfica
Valquíria Farias dos Santos

Capa
Yvoty Macambira

Ilustração Capa
*Fragmento da gravura em metal
de Evandro Carlos Jardim*

Revisão Gráfica
Miriam Moreira Soares

**Dados Internacionais de Catalogação na Publicação (CIP)
(Câmara Brasileira do Livro, SP, Brasil)**

Ferraz, Flávio Carvalho

Andarilhos da imaginação: um estudo sobre os loucos de rua / Flávio Carvalho Ferraz. — São Paulo: Casa do Psicólogo, 2000.

Bibliografia.
ISBN 85-7396-110-4

1. Insanidade 2. Psicanálise I. Título.

00-4225	CDD-616.8917
	NLM-WM 460

Índices para catálogo sistemático:
1. Loucos de rua: Psicanálise: Medicina 616.8917

Impresso no Brasil
Printed in Brazil

Reservados todos os direitos de publicação em língua portuguesa à

Casa do Psicólogo Livraria e Editora Ltda.
Rua Alves Guimarães, 436 Pinheiros 05410-000 São Paulo SP
Tel.: (11) 852 4633 e-mail: casapsi@uol.com.br

Agradecimentos

Aos "loucos de rua" de Cambuí, que povoaram a minha infância e nunca deixaram de habitar minha memória.

Aos entrevistados, D. Hélia, Sr. João, Célia, Sr. Luiz Cândido, Margarida, José Lourenço e Ulisses, pelos momentos alegres de nossas conversas e pela riqueza do material levantado.

A Maria Luísa Sandoval Schmidt, pela orientação do trabalho.

A Adélia Bezerra de Meneses, Jurandir Freire Costa, Marlene Guirado e Nélson da Silva Júnior, pelos generosos comentários, sugestões e críticas.

A Decio Gurfinkel e Helena Maria Carvalho Ferraz, pela paciente e rigorosa leitura dos originais.

A Helena Tassara, pela companhia.

Ao Conselho Nacional de Pesquisa (CNPq), pelo financiamento do trabalho.

Para Laura e José

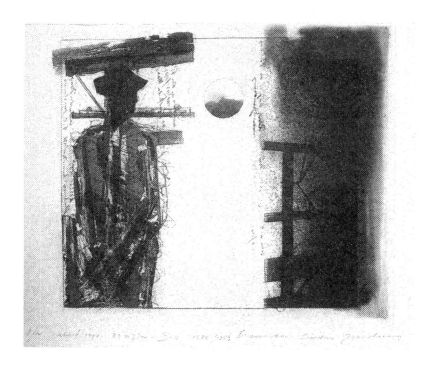

Gravura em metal (água forte/água tinta)
Série Tamanduateí, sem título de
Evandro Carlos Jardim

Índice

Introdução 17

I. Do conceito e da história da loucura 27
  O problema da identidade semântica do termo "loucura" ... 29
  Em busca de um sentido para a loucura 33
  Tentativas de compreensão da loucura através da
  história: os enfoques mitológico-religioso, psicológico
  e organicista 40
  Comentário final 50

II. Da razão e da desrazão 53
  Desrazão e loucura 55
  A razão e seus reversos 56
  A crise da razão 62
  Três vigas-mestras da filosofia da razão: Descartes,
  Kant e Hegel 65
  Do positivismo às filosofias anti-racionais 73

III. **Das ciências da loucura** 79
    As "loucuras como ciências" 81
    A apropriação da loucura pela medicina 85
    A virada freudiana 89
    A etnopsiquiatria 98
    A antipsiquiatria 101
    Comentário final 104

IV. **Do louco de rua ou da loucura de domínio público** .. 107
    Definição e caracterização do louco de rua com a
    ajuda da literatura 109
    O louco sacralizado 132
    A loucura de domínio privado 136
    Comentário final 141

V. **Da memória e da narrativa** 143
    Memória e narrativa 145
    A recordação, seu valor e seu substrato sensorial 146
    Da filosofia da memória de Bergson à sociologia
    da memória coletiva de Halbwachs 151
    Fundamentos do método: a tradição oral comunitária 154
    Explicitação do método: a amostra, o relato oral
    e a entrevista 158

VI. **Relatos sobre loucos de rua** 161
    Nota introdutória 163
    1ª entrevista 165
    2ª entrevista 173
    3ª entrevista 177
    4ª entrevista 183
    5ª entrevista 209

VII. Conclusões **217**
Algumas questões histórico-conceituais concernentes
à loucura e ao louco de rua 219
O papel do louco para a cidade 228
O papel da rua para o louco 245
O valor da recordação e da narrativa 250

Referências bibliográficas **255**

Em todos os lados, a loucura fascina o homem. As imagens fantásticas que ela faz surgir não são aparências fugidias que logo desaparecem da superfície das coisas. Por um estranho paradoxo, aquilo que nasce do mais singular delírio já estava oculto, como um segredo, como uma inacessível verdade, nas entranhas da terra.

Michel Foucault

Um grão de loucura e devaneio, quem sabe, é desta falta que padecem nossas almas mortas, famintas de encantamento e razão de viver.

Jurandir Freire Costa

Introdução

Muito antes de interessar-me teoricamente pelo tema dos loucos de rua ou de ter sequer ouvido falar em Foucault, durante toda a minha infância passada em uma pequena cidade do interior de Minas Gerais, sempre me chamaram a atenção a vida e a história daquelas personagens que perambulavam de rua em rua, ou mesmo de cidade em cidade, guardando em torno de si uma certa atmosfera de mistério que em todos despertava os mais diversos sentimentos: de interesse, de medo, de curiosidade, de pena e outros mais. Eram os "loucos de rua", esses protagonistas do *theatrum mundi*, esses andarilhos da imaginação...

Lembro-me de que essas personagens viviam, aparentemente, à margem das exigências sociais, em um mundo que parecia pertencer ao reino da fantasia. Sua loucura era de domínio público, encenada no palco que era a rua, a praça pública. Viviam sem trabalhar, pedindo dinheiro e comida. Eram figuras públicas, quase lendárias, "folclóricas", poder-se-ia dizer. Delas todos davam alguma notícia: muito se sabia sobre elas; contudo, mais ainda se ignorava. Existia um mistério que as envolvia. Onde nasceram? De onde vieram? Por que chegaram a esse estado de loucura e penúria? Onde moram? Era tudo uma grande nebulosa. Abundavam versões sobre a história de vida daquelas pessoas, frutos da fantasia, da imaginação popular atiçada.

Havia o Chico Louco, que tocava pandeiro e cantava pelas ruas, sempre acompanhado por um séquito de crianças em busca de diversão; a Rita Papuda — naturalmente, como o apelido indica, dona de um bem formado "papo"[1] —, que andava sempre com uma boneca nos braços, dizendo tratar-se de sua filha; o Zé Arbano, surdo-mudo, de olhos azulíssimos luzidios, que trazia sempre à mão um porrete ameaçador, causando verdadeiro pânico em algumas pessoas; a Marcolina, de olhos verdes, pequena como uma criança, também de porrete na mão; a Floriza, de apelido Batatinha, uma velha mulata que nunca tomava banho e exalava um cheiro perceptível a grande distância, um odor inesquecível; o Brinco, que não perdia um enterro sequer e ainda fazia questão absoluta de ajudar a segurar o caixão; o Geraldo Cassiano, que morava no meio rural e aparecia na cidade, durante o Carnaval, entoando canções pela rua com seu potente vozeirão; havia outros ainda, dos quais me lembro apenas vagamente... A todos estes, que faziam o "teatro do mundo", juntavam-se os bêbados notórios: Zé Ramiro, Zé da Dorfa, Honório, Quinhento, entre tantos outros.

Com certeza havia outros de que não me lembro. Mas, no meu tempo de menino, estes representavam boa parte dos doidos "oficiais" de Cambuí. O escritor memorialista Joaquim de Salles, nascido na cidade mineira do Serro em 1879, destinou algumas páginas de seu livro *Se não me falha a memória* aos doidos de sua cidade no tempo de sua infância. Curioso é o fato de que, apesar do grande espaço de tempo transcorrido, "seus" doidos muita semelhança guardavam em relação aos "meus" loucos de Cambuí. Após enumerar e descrever aqueles de que se recordava, Salles (1960) mostra precaução quanto à tarefa de esgotá-los:

> "Estes eram os doidos 'oficiais' do Serro. Haveria outros?... Provavelmente, como os há por toda parte, exercendo o direito de ir e vir e abusando da prerrogativa de se acotovelar com Deus e todo mundo. Seria difícil catalogar a todos — aqui, lá e acolá... São numerosíssimos... A Sagrada Escritura chega a afirmar que o número dos insanos é infinito. *Stultorum infinitus est numerus*. Por isso mesmo, neste particular, as omissões são sempre desculpáveis..." (p.226).

Joaquim de Salles não foi o único escritor a recensear os doidos de sua cidade. Outros também o fizeram, em uma demonstração

---

[1]. Modo popular de designar o *bócio endêmico* (hipertrofia da glândula tireóide causada pela carência de iodo), mal que me lembro ser muito comum, antigamente, em Cambuí e em toda a região vizinha.

inequívoca da importância que esses tipos tinham para a vida local. Hermes Augusto de Paula (1979), em sua obra sobre Montes Claros[2], também Minas Gerais, descreveu o que chamou de "tipos populares" daquela cidade nas primeiras décadas do século XX, a maioria deles constituída por genuínos loucos de rua. Eram eles: Zé Botão, Manezim Cisca-Cisca, Pedro Velho, Braz Tesoureiro, João Pancinha, Zé Pedra-Preta, Meu Anjo, Sapudo, Polaco, Custódia, Pedro Bezerro, Santo, Dr. Capanga, Lucas dos Infernos, Maria Porretão, Ninão, João da Mata, Eulália, Domingos Velho, Julião, Pindoba, Evaristo e Gertrudes (casal), Alalaô, Caçote, Babilônia, Maria Carqueija, Senhorinha, Major Alexandre e Manoel Quatrocentos. Alguns dos apelidos pelos quais eram chamados esses tipos populares já nos dão uma idéia de suas características...

Este trabalho tem as suas raízes confundidas com as minhas. Nele, eu procuro voltar a um ponto do qual, em verdade, nunca estive muito distante, ao menos na memória. Posso dizer mesmo que se trata, no fundo, da tentativa de sistematização de um trabalho que tem sido constante e contínuo, de um esforço para que ele não se perdesse.

Data de meus 12 anos a primeira tentativa de descobrir os mistérios que envolviam os loucos de rua de Cambuí, de ceder ao fascínio por eles despertado. Naquela ocasião, realizei uma pequena tarefa por mim mesmo determinada: movido pela curiosidade, pelo interesse e pela paciência então possível, procurei fazer o que estava ao meu alcance, tentando dar algum corpo às histórias fantásticas que corriam de boca em boca sobre aquelas tão célebres figuras. Munido de um caderno de anotações, passei então a coletar tudo o que eu ouvia a respeito dos loucos de rua, conversando ora com eles próprios, ora com outras pessoas da comunidade que me relatavam coisas interessantíssimas sobre a sua história. Procedia como se estivesse à cata de peças de um quebra-cabeça, como se, ao final de tudo, eu pudesse desvendar o segredo e os mistérios daqueles loucos, satisfazendo a minha curiosidade. Foi então que me deparei com o mais incrível dessa empreitada: as peças do quebra-cabeça jamais se encaixariam com exatidão...

Contudo, minhas tentativas de registrar os dados que coletava não foram em vão, pois, além de ter conseguido um material que julgo importante a respeito da história de minha cidade — anota-

---

2. Agradeço a João Luiz Lafetá, em memória, pela indicação desta obra sobre sua cidade natal.

ções e fotografias que eu mesmo fazia —, tal esforço de observação despertou-me para a riqueza que existia no contato desses loucos com a cidade, fazendo-me crer que realmente eles ocupavam um papel importante na imaginação popular.

Havia muitas histórias sobre os loucos de rua, sendo que nem sempre elas eram coincidentes ou compatíveis. Algo, a eles inerente, parecia excitar a imaginação das pessoas, tornando fecunda a sua criatividade, produzindo lendas inventivas. Além disso, a forma como se falava de um louco de rua não me parecia emocionalmente neutra, mas, antes, apaixonada, exaltada, fantasiosa. Seria o fascínio exercido pela sua loucura? Haveria algo simultaneamente aberrante e humano — secretamente humano — em tais figuras?

Foucault (1961), ao tratar da presença da loucura na arte renascentista — através das figuras terríveis e animalescas retratadas pelos pintores —, afirmou que o homem se descobria a si próprio naquelas figuras fantásticas, tomando contato com a natureza de seu desejo. Tratava-se, assim, do fascínio exercido pela loucura:

> "...a loucura fascina porque é um saber. É um saber, de início, porque todas essas figuras absurdas são, na realidade, elementos de um saber difícil, fechado, esotérico. (...) Este saber, tão inacessível e temível, o Louco o detém em sua parvície inocente. Enquanto o homem racional e sábio só percebe desse saber algumas figuras fragmentárias — e por isso mesmo mais inquietantes —, o Louco o carrega inteiro em uma esfera intacta: essa bola de cristal, que para todos está vazia, a seus olhos está cheia de um saber invisível" (p.20-21).

Ainda sobre esse poder de atração e fascínio exercido pela loucura, continua Foucault (1961):

> "...num único e mesmo movimento, o louco se oferece como objeto de conhecimento dado em suas determinações mais exteriores e como tema de reconhecimento, em troca investindo aquele que o apreende com todas as familiaridades insidiosas de sua verdade comum" (p.512).

Esse estranho sentimento de familiaridade que o louco provoca em seu interlocutor — ou simplesmente observador — parece de natureza semelhante à do "estranho familiar", de que Freud (1919) falou. Ele resulta de um impacto estético causado no contato com aquilo que, à primeira vista, parece ser estranho, mas que é, simultânea e paradoxalmente, familiar.

É assim que, no relacionamento do homem comum com o louco, este, estranho por excelência, adquire o papel de espelho: reflete o encoberto, a loucura pessoal desconhecida; reflete o obscuro, o inconsciente:

"...o louco desvenda a verdade elementar do homem: esta o reduz a seus desejos primitivos, a seus mecanismos simples, às determinações mais prementes de seu corpo. A loucura é uma espécie de infância cronológica e social, psicológica e orgânica, do homem" (Foucault, 1961, p.512).

Por tudo isso, a loucura fascina. Quem não tem uma história sobre algum louco de rua para contar, uma experiência qualquer de apreensão, medo, curiosidade ou brincadeira? Quem nunca sentiu esse interesse, esse fascínio? Qual a pequena cidade que não tem os seus loucos célebres? O *Tio Ernesto*, do memorialista Joaquim de Salles (1960), é um exemplar desses loucos memoráveis:

"...de todos esses pobres loucos, o mais inofensivo era o meu Tio Ernesto. Tinha pequenas manias, como a de chamar a todos de *seu coisa*. A primeira vez que me falou, disse *seu coisa*, e eu, muito respeitosamente, observei-lhe:
— Tio Ernesto, eu me chamo Joaquim...
— É mesmo, *seu coisa*?...
E ainda hoje lembro-me perfeitamente de como encabulei com a réplica de meu tio doido... No mais, de vez em quando dava para chorar em altas vozes, começando sempre o pranto por estas palavras: 'Que diabo, do inferno danado, do diabo, do inferno danado...' Não derramava lágrimas, mas parava o berreiro inopinadamente, como se interrompesse uma emissão de rádio, desligando-o *ex abrupto*.
Muitos que o conheceram em estado normal até aos vinte e quatro anos diziam que ele nunca regulou bem e invocavam para isso um argumento fulminante: meu Tio Ernesto nunca usou chapéu desde pequeno, e não usar chapéu naquele tempo era caso de hospício ou de

interdição judiciária... Aquele tio levou uma queda, não sei se de cavalo ou de barranco abaixo, e deu com a base do crânio sobre uma pedra. Em lugar de lhe ter acontecido o que sucedeu ao Padre Antônio Vieira, ele, pelo contrário, ensandeceu para o resto da vida.
Tinha ele uma diurese abundantíssima. Enchia por noite, duas e três vezes, um enorme vaso noturno e despejava-o pela escada de seu quarto, que dava para a rua. E certa vez atirou toda uma quantidade desse líquido, já um tanto fermentado, sobre a Baronesa do Serro e minha Tia Amélia, que conversavam à porta da casa de minha avó, longe de pensarem naquele banho completo da cabeça aos pés..." (p.222-223).

Helena Morley (1942), no livro de memórias *Minha vida de menina*, conta detalhes do cotidiano da cidade de Diamantina — vizinha do Serro de Joaquim de Salles — entre 1893 e 1895, não deixando de incluir aí uma referência aos loucos de rua e à importância que eles tinham para ela:

"As outras cidades terão tanto doido como Diamantina? Eu e Glorinha estivemos contando os doidos soltos, fora os que estão no Hospício. Que porção!
Mas também uma cidade sem doidos deve ser muito sem graça. Eu pelo menos não queria deixar de ter aqui Duraque, Teresa Doida, Chichi Bombom, Maria do Zé Lotério, João Santeiro, Antônio Doido, Domingos do Acenzo. Cada um é mais engraçado com a sua mania. Mas a melhor de todas é a de Domingos, que é cabeleireiro e tem a mania de ficar rico.
Meu pai costuma chamá-lo em casa para lhe cortar o cabelo e eu fico sempre perto, morrendo de rir. Ele fica contando a meu pai, com aquela cara séria, os seus planos de enriquecer e eu, para não estourar na frente dele, corro para rir no meu quarto" (p. 272-273).

Mas nem só as pequenas cidades têm seus loucos e suas histórias. Eles estão presentes também nas metrópoles. Cada bairro, cada rua, tem o "seu" louco. Há, entre eles, os artistas que pintam quadros e chegam a vendê-los para os passantes; há os profetas, que como tal se vestem e se comportam; há os escritores, que se entregam à preparação de longos tratados; há homens que se travestem de mulher; há guardas de trânsito, que apitam e tentam reger o tráfego caótico; há, ainda, os que falam sozinhos, discursam, gritam e até mesmo ameaçam quem lhes volta o olhar curioso. Muitas vezes, elegem algum canto onde se estabelecem (uma ponte, um viaduto, uma casa abandonada, o abrigo de alguma marquise, uma árvore, um jardim, etc.), passando a viver de esmolas, comidas, roupas e objetos que ganham da população vizinha.

Com sua excentricidade, sua liberdade e sua criatividade, esses loucos de rua despertam a atenção e o interesse coletivos, o que os conduz, algumas vezes, ao noticiário dos jornais. Alguns protagonizaram o filme de curta metragem *Dizem que sou louco*, documentário dirigido por Miriam Chnaidermann (1994), que procurou retratá-los na cidade de São Paulo, mostrando como a rua é o seu *habitat* por excelência.

Deborah Sereno (1995) trabalhou na produção desse filme e, narrando sua experiência, descreveu alguns dos loucos de rua que encontrou em diversos bairros da cidade: a gordona que ficava sentada como Buda e se transformava em poetisa, pintora e cartomante; a preta de turbante, sobre o túnel da Avenida Rebouças, que era branca mas escureceu porque Paulo Maluf lhe aprontou alguma; a Toninha, que estava sempre embaixo do Minhocão e era conhecida por todos da região; a princesa negra, com seu gato entrelaçado no pescoço; finalmente, o senhor "criancinha-criança" da Avenida Nove de Julho, de longas barbas brancas e boina sobre a careca, que cumprimentava os pedestres e os que passavam de carro, pedindo-lhes uma "ajudinha" financeira.

O poeta Paulo Leminski (1984), que vivia em Curitiba, referiu-se a esses loucos no poema *Dois loucos no bairro*:

"um passa os dias
chutando postes para ver se acendem
o outro as noites
apagando palavras
contra um papel branco
todo bairro tem um louco
que o bairro trata bem
só falta mais um pouco
pra eu ser tratado também".

No presente trabalho, de certo modo, deixei-me ceder ao fascínio do louco, procurando conhecê-lo também um pouco *no outro*, na comunidade em que fui pesquisar. Foi a partir da percepção de que havia um campo a ser recortado — o da importância do louco de rua para a comunidade — que busquei estudá-lo especificamente em Cambuí. Fui buscar o louco presente na memória dessa cidade, mas que é também o louco da minha memória. Foi uma escolha deliberadamente pessoal, que julgo perfeitamente compatível com a concepção e com o método de investigação que adotei e no valor do qual acredito.

Ao voltar a Cambuí para conversar com as pessoas sobre os *nossos* loucos de rua, tive como objetivo mais amplo colher subsídios para formular uma teoria acerca do seu papel no imaginário popular e do lugar por ele ocupado no conjunto de narrativas que constituem a história e a tradição oral da comunidade. Como indagação de fundo eu tinha a questão: quais seriam as conseqüências, sobre a comunidade, do convívio com a loucura experimentada em estado livre? Dito de outra forma: qual seria o espaço mental que esse contato ocupa no "cidadão comum"? Ou ainda: de que forma o contato com a loucura toca o imaginário popular e o fertiliza? A partir dessas indagações, talvez seja possível explicitar alguns objetivos específicos que me ocorreram no decorrer da pesquisa: o de levantar o conjunto de histórias e lendas acerca dos loucos de rua da comunidade; o de conhecer os modos de relacionamento que se travam entre a comunidade e seus loucos de rua; e, finalmente, o de esboçar uma teoria sobre o conceito popular de loucura juntamente com as hipóteses sobre sua etiologia.

E como proceder a tudo isso? Decidi-me por realizar entrevistas com as pessoas da comunidade, apostando no valor da memória e da narrativa como veículos do conhecimento. Deste modo, fica claro que o objeto deste estudo está mais para o imaginário da comunidade acerca do louco de rua do que propriamente para o louco de rua, muito embora também possamos dizer algo sobre sua experiência.

O método adotado para a realização desta pesquisa encontra-se explicitado no quinto capítulo, dedicado não só aos procedimentos utilizados como também à sua fundamentação, por meio de uma discussão sobre a memória e a narrativa. Antes disso, no entanto, algumas questões teóricas que envolvem a loucura foram tratadas: no primeiro capítulo, cuidei de seu conceito e de sua história por meio dos momentos distintos da civilização; no segundo, das intrincadas relações entre os conceitos de loucura e de razão/desrazão; no terceiro, das "ciências da loucura", isto é, das diversas maneiras formalizadas que encontramos para a sua abordagem teórica; e, finalmente, no quarto, procurei delimitar e discutir o objeto específico deste trabalho, que é o "louco de rua", utilizando-me de algumas passagens do vasto material que a literatura — basicamente a brasileira — nos oferece.

Capítulo I

Do conceito e da história da loucura

O problema da identidade semântica do termo "loucura"

Para o presente estudo, a definição psiquiátrica de loucura não é um crivo pelo qual os nossos loucos de rua devam passar para serem designados como tal, ainda que me pareça grande a probabilidade de que, se isso ocorresse, eles fossem diagnosticados como psicóticos ou portadores de algum tipo de distúrbio psíquico. A loucura, na acepção aqui adotada, abrange todas as experiências que representam uma ruptura com o *universo da razão*, ainda que tal ruptura seja indireta ou parcial (Birman, 1989). A designação conferida a um "louco de rua" pela sua cidade segue um critério popular que, a meu ver, nem sempre dista do critério aqui exposto, visto que a noção de razão se encontra encampada pela própria identidade cultural de qualquer comunidade, sendo dela uma parte constitutiva que ordena os conceitos comuns que ela costuma emitir e ver compartilhados por seus membros. Não é à toa que a idéia de loucura se associa, historicamente, à de *desvio* em relação à norma, como veremos mais adiante.

Mas a questão teórica que envolve essas definições não é tão simples assim. Talvez por isso seja conveniente uma reflexão sobre o conceito mesmo de loucura e suas variações verificadas com o passar dos tempos.

A primeira questão teórica que se nos coloca, quando pretendemos examinar a idéia de loucura através dos tempos, é a seguinte: podemos considerar como equivalentes as suas formas mais diversas, tais como o "desatino" tematizado pelos gregos antigos, a "possessão" combatida pela doutrina demonista dos europeus da Idade Média ou a "doença mental" descrita e tratada pelos psiquiatras contemporâneos? O que nos garante que estamos falando do mesmo fenômeno, se é que de fato o estamos fazendo? Não encerraria a palavra *loucura* diferentes sentidos, em razão dos usos que dela se faz em momentos históricos diferentes, nos quais o paradigma de racionalidade também sofreria modificações?

A rigor, esse problema da identidade semântica dos termos não se aplica apenas ao fenômeno da loucura, mas a qualquer outro que se queira tomar em culturas ou em tempos históricos distintos e, portanto, situado no interior de diferentes paradigmas de razão. A fim de lançar alguma luz sobre essa questão, apresento a seguir o modelo proposto por Jurandir Freire Costa (1995) para a discussão da identidade semântica dos termos através das épocas, que pode nos ser útil se aplicado especificamente ao conceito de *loucura*.

Duas seriam as principais possibilidades teóricas para se tratar desse problema, possibilidades que, se tomadas em sua radicalidade, são opostas e irredutíveis. Trata-se do litígio entre *construtivistas* e *realistas-essencialistas*. Segundo os construtivistas, uma palavra não designa alguma coisa que sempre foi, é e será sempre idêntica a si mesma, mas sim uma coisa que é produto do vocabulário moral de um certo momento histórico. Assim, não seria possível a tradução "trans-histórica" ou "trans-cultural" de termo algum. Para o construtivista mais radical, não se podem estabelecer relações entre coisas e eventos pertencentes a dois mundos diferentes. Ora, tal posição conduz a uma problemática ainda maior, que é da natureza da própria verdade. O ponto de vista construtivista, nesse sentido, alia-se a duas teses sobre tal natureza:

> "A primeira tese é a da incomensurabilidade entre paradigmas ou esquemas cognitivos distintos; a segunda é a da indeterminação da tradução e da inescrutabilidade da referência dos termos que empregamos" (Costa, 1995, p.57).

A tese da incomensurabilidade encontra inspiração, principalmente, nas idéias de Kuhn (1975); de acordo com um de seus pressupostos básicos, uma cultura define de tal forma seu paradigma de razão, ordena e explica de tal modo fatos relevantes, que se torna impossível fazer equivalerem fatos descritos por duas ou mais culturas, visto que sua descrição se deu dentro de paradigmas de racionalidade diferentes e irredutíveis a outro qualquer. Porém, *incomensurável*, para Kuhn, não significa *intraduzível*: podemos compreender paradigmas diferentes e, assim, compará-los, ainda que eles permaneçam incomensuráveis no *sentido* e na *referência* de seus termos. Fica aberta, assim, uma possibilidade de comparação que não encontra abrigo no meio dos construtivistas mais empedernidos, ou mais "ingênuos" em seu radicalismo.

A tese da *indeterminação da tradução* e da *inescrutabilidade da referência* deve-se a Quine (1953), para quem toda tradução é indeterminada porque o referente é sempre inescrutável: quando se traduz uma palavra de uma língua para outra, não se pode determinar com precisão a que dado perceptivo, relacionado ao objeto, pertencia a palavra na língua original. Se empregamos uma palavra que julgamos correspondente, corremos o risco de estar tomando apenas uma parte do objeto que procuramos traduzir, um aspecto temporal daquele objeto, ou, ainda, uma característica inerente apenas ao exemplar determinado do objeto original. Por trás dessa idéia de indeterminação da tradução situa-se a concepção de uma tradução utópica que seria única e perfeita, como se fosse possível haver um "quadro neutro de sentidos lingüísticos capaz de verter, sem falhas, termos de uma língua para outra" (Costa, 1995, p.66), idéia esta próxima à concepção de linguagem do "primeiro" Wittgenstein, aquele do *Tratactus*.

O próprio Quine, no entanto, parece distanciar-se dessa concepção quando, aproximando-se das idéias do "segundo" Wittgenstein (1953), aquele das *Investigações filosóficas*, sustenta que a determinação ou a indeterminação de uma tradução depende do seu propósito:

"Para Wittgenstein, indeterminação não é o mesmo que vaguidade. As palavras podem ser vagas, no sentido de que não se deixam definir exaustivamente, nem correspondem exatamente ao que quer que seja tido como referência. Porém, mesmo assim são determinadas, porquanto não precisamos de 'mais determinação' do que a que é requerida em situações práticas. O determinado e o exato dependem do contexto que define as exigências de determinação e exatidão" (Costa, 1995, p.66-67).

Nesse sentido, podemos falar de um fenômeno — no nosso caso, a loucura — em um contexto trans-histórico, isto é, fazendo uma tradução entre paradigmas de racionalidade. Nessa trilha de raciocínio aberta por Wittgenstein, Rorty (1992) sustenta que somos racionais porque podemos mostrar um certo conjunto de crenças coerentes e plausíveis dentro de um certo contexto, pensando e agindo em virtude de certos padrões regulares, isto é, *falando*.

"E, se somos racionais, somos capazes de traduzir termos de universos incomensuráveis, sem precisar admitir a presença de uma mesma matéria pré-lingüística, como fundamento e garantia para a sinonímia ou identidade de sentido das palavras que empregamos em vocabulários diversos" (Rorty *apud* Costa, 1995, p.81).

Do outro lado dessa polêmica encontram-se os realistas-essencialistas, que se opõem aos construtivistas. Para eles, existe algo invariante dentro dos fenômenos que nos permite compará-los mesmo que em contextos históricos e culturais diferentes. Para o anticonstrutivista, o que importa não são as questões metafísicas acerca da essência do fenômeno que se procura traduzir ou comparar, mas sim a demarcação de certas características comuns ao fenômeno, em culturas ou épocas diferentes, que permitam designá-lo como *o mesmo fenômeno*, isto é, que permitam postular uma mesma identidade teórica entre ambos.

Costa (1995), fazendo uma comparação entre os construtivistas radicais e "ingênuos" e os realistas-essencialistas, procurou demonstrar as fraquezas e as virtudes de cada um dos posicionamentos. Seguindo a tradição teórica do Wittgenstein das *Investigações filosóficas*, mediante uma linha que passa, também, por Quine, Davidson e Rorty, esse autor postula as vantagens da ótica da *pragmática da linguagem* para o equacionamento da questão da tradutibilidade de termos entre diferentes paradigmas históricos e culturais:

"O pragmatismo procura resolver a questão de outra maneira. *Como o realista ingênuo, diz que existe identidade do evento descrito de maneira X no paradigma X' e descrito de maneira Y no paradigma Y'*. Acha, como ele, que seria impossível comparar ou traduzir descrições de eventos de um paradigma em outro, sem postular a identidade do evento. Mas, diferente do realista ingênuo, não crê que exista uma coisa em si, intuída em sua essência, que caucione versões legítimas ou ilegítimas de sua verdadeira natureza. *Como o construtivista, acha que a identidade do evento também é constituída como 'identidade'. Em suma, a identidade exigida pelos realistas, do prisma pragmático, existe, mas só enquanto construto, e não como realidade independente de descrição"* (p.84).

Para Wittgenstein (1953), a identidade dos termos estaria condicionada ao contexto do jogo de linguagem em que estes estão sendo empregados. Uma mesma conduta — que estamos definindo como a mesma — pode preservar sua identidade em um *jogo de linguagem* e deixar de tê-la em outro. Segundo essa ótica, a linguagem funcionaria com seus usos, não cabendo, portanto, indagar sobre os significados das palavras, mas sim sobre as suas funções *práticas*. O que é chamado de *linguagem* é, na verdade, um conjunto de *jogos de linguagem* com empregos instrumentais diversos. Desse modo, a filosofia teria como tarefa lutar contra o "enfeitiçamento" da linguagem, recuando de uma atitude metafísica para uma atitude prática: em vez de tentar decifrar o que seria a essência da linguagem, a tarefa seria, antes, a de desvendar como ela funciona. Nesse caso, a linguagem é pensada como uma *habilidade*, que pode ser diversificada e atender a diversos usos.

Em busca de um sentido para a loucura

Voltando, então, ao nosso tema, podemos perguntar-nos o que é que nos permitiria falar de uma loucura trans-histórica ou trans-cultural. Mesmo considerando a variação dos paradigmas de racionalidade, poderíamos dizer que *a loucura se caracterizaria exatamente por um estado de perda da razão, ainda que a razão seja histórica*. Nesse ponto, coincido com Isaías Pessotti (1994), que, em seu extenso levantamento sobre a loucura nas diversas épocas históricas, pôde definir a identidade semântica de seu objeto considerando-o como

> "uma aberração da conduta em relação aos padrões ou valores dominantes numa certa sociedade" *ou ainda como* "um estado individual de perda da razão ou do controle emocional, independentemente dos significados sociais ou políticos de tais aberrações" (p.7).

Tais "significados sociais ou políticos" do fenômeno da loucura dizem respeito ao modo como o grupo social a ela reage, juntamente com o uso que uma sociedade dela faz. Foucault (1961), em sua clássica *História da loucura na Idade Clássica*, foi quem empreendeu a análise desse campo específico da loucura, mostrando-a como categoria antropológica historicamente construída.

A loucura pode ser percebida pelo grupo social de maneiras muito diferentes e até mesmo conflitantes. Não seria o caso de fazer, aqui, um levantamento exaustivo das formas como sua concepção aparece na história das culturas. Mas podemos mencionar duas visões contraditórias mais facilmente encontráveis. João Frayze-Pereira (1982), investigando a representação da figura da loucura entre jovens estudantes, encontrou duas tendências básicas para o conceito de loucura: de um lado, sua compreensão como uma espécie de saber, isto é, como uma "experiência corajosa de desvelamento do real e de desmontagem e recusa do mundo instituído" (p.10); do outro, sua compreensão como doença ou fraqueza, "uma falha da forma pessoal, consciente, normal, equilibrada e sadia de ser, um desvio do grupo social" (p.11). Esses dois tipos de visão, no entanto, não se encontram presentes apenas entre o grupo investigado, mas correspondem a pontos de vista historicamente reiterados, quer pela medicina, quer pela arte.

Encontramos muitas vezes, entre filósofos e artistas, a concepção heróica da loucura, como uma experiência profunda e radical de desafio ao instituído opressor. Jean Satarobinski (*apud* Pelbart, 1989) contrapõe dois enfoques correntes para a compreensão da loucura: o *clínico* e o *cultural*. No campo clínico estariam os psiquiatras e os terapeutas, que vêem na loucura dor, ruína e, sobretudo, sofrimento psíquico; o tratamento seria uma forma de alívio para aquele que se encontra em estado de impotência. No campo cultural estariam os estudiosos interessados apenas nos aspectos que convergem para a modernidade cultural, poética ou filosófica; para estes, loucura seria sinônimo de vanguarda estética, heroísmo ou rebeldia; e o tratamento, uma forma de repressão. Para Starobinski, o sofrimento psíquico e a subversão estética seriam pólos inconciliáveis nas visões de loucura.

No *Elogio da loucura*, Erasmo de Rotterdam (1509) — autor pertencente à segunda das correntes antes mencionadas — já fazia um libelo contra a hipocrisia contida no ajustamento representado pela sanidade. A loucura aparece, em Erasmo, ligada à volúpia e à preservação da juventude, em oposição à prudência:

"Só a loucura tem a virtude de prolongar a juventude, embora fugacíssima, e de retardar bastante a malfadada velhice" (p.27).

Erasmo liga a imagem da loucura à ação, opondo-a à prudência, que representaria uma paralisação ante o medo, o perigo e a vergonha. Nesse duelo, a sabedoria, enquanto prudência, seria facilmente vencida pela loucura:

"Se a prudência consiste no uso comedido das coisas, eu desejaria saber qual dos dois merece mais ser honrado com o título de *prudente*: o sábio, que, parte por modéstia, parte por medo, nada realiza, ou o louco, que nem o pudor (pois não o conhece) nem o perigo (porque não o vê) podem demover de qualquer empreendimento" (p.47).

Associando a felicidade à loucura, no entanto, Erasmo parece idealizar a última, não levando em conta o sofrimento que sua experiência genuína representa:

"Voltando, pois, à felicidade dos loucos, devo dizer que eles levam uma vida muito divertida e depois, sem temer nada nem sentir a morte, voam direitinho para os Campos Elíseos, onde as suas piedosas e fatigadas almazinhas continuam a divertir-se ainda melhor do que antes" (p.65).

Com efeito, Foucault (1961) apontou para a divisão entre as formas de experiência da loucura que se foi delineando a partir do século XVII, formas estas que se foram progressivamente distanciando uma da outra, à medida que o elemento *trágico* ("as figuras da visão cósmica") entrava em franca oposição ao elemento *crítico* ("movimentos da reflexão moral"). De um lado, situavam-se Bosch, Brueghel, Thierry Bouts e Dürer, fazendo com que a loucura desenvolvesse seus poderes no espaço da pura visão: era a trágica loucura do mundo retratada pela pintura do século XV, com seus rostos furiosos, estranhas paisagens, ameaças da bestialidade, fim dos tempos. A loucura exercia, aí, a sua força de revelação do onírico como real. Do outro lado, situavam-se Brant e Erasmo, considerando a loucura no universo do discurso, quando ela "se torna mais sutil e também se desarma". Vista por esse prisma, ela não tem a força do modelo anterior, pois "logo desaparece, quando aparece o essencial que é a vida e a morte, justiça e verdade". Trata-se, aqui, de uma loucura mais dócil que, a despeito de ser considerada sábia, deverá curvar-se ante a ciência que a define como tal: "ela pode *ter* a última palavra, mas não *é* nunca a última palavra da verdade e do mundo" (p.28).

Erasmo (1509), de fato, faz a seguinte confissão em meio à apologia da loucura: "se o amor-próprio não me engana, creio ter elogiado a Loucura sem estar inteiramente louco" (p.11). Fala-se da loucura, mas nela não se submerge.

Já Antonin Artaud, artista que passou nove anos internado em um hospício (de 1937 a 1946), escreveu:

> "E o que é um autêntico louco? É um homem que preferiu enlouquecer, no sentido em que socialmente se entende a palavra, a trair um certa idéia superior de honra humana. Eis porque a sociedade condenou ao estrangulamento em seus manicômios todos aqueles dos quais queria se livrar ou contra os quais queria se defender, pois eles haviam se recusado a acumpliciar-se com ela em certos atos de suprema sujeira. Pois um louco é também um homem a quem a sociedade não quis ouvir e a quem quis impedir a expressão de insuportáveis verdades" (Artaud *apud* Frayze-Pereira, 1982, p.11).

Winnicott (1966) não deixa de estar de acordo com esse ponto de vista, ressalvando, no entanto, o sofrimento experimentado pelo psicótico. Para ele, "a sanidade implica conciliação", parecendo resultar, *grosso modo*, em uma certa hipocrisia:

> "Esses pacientes (*psicóticos esquizóides*) são, em alguns aspectos, mais morais do que nós, mas, é claro, sentem-se terrivelmente desconfortáveis. Talvez prefiram continuar desconfortáveis a serem 'curados'. A sanidade implica conciliação. Isso é o que eles sentem como pernicioso. O intercurso extraconjugal, para eles, não tem importância em comparação com a traição do eu. E é verdade (...) que as pessoas mentalmente sãs se relacionam com o mundo através do que eu chamo impostura" (p.116).

Nos sentidos dados à experiência da loucura, tanto por Artaud como por Winnicott, pressupõe-se que ela contenha um desvelamento da verdade essencial do homem. A loucura é um saber que não aceita impostura, que não transige, que se agarra ao sentido de liberdade do mais profundo do eu, conforme também afirmou Foucault.

A loucura representa, nesse sentido, um mergulho de tal forma profundo no mundo interno, que o contato que travamos com ele nos coloca em um ponto oscilante entre o fascínio e o terror, em razão daquilo que ela desperta no interior do eu. Trata-se de um verdadeiro movimento de atração e repulsa, como atesta a poesia de Caetano Veloso (1972) em *Janelas abertas n° 2*:

"Sim, eu poderia abrir as portas que dão pra dentro
percorrer correndo corredores em silêncio
perder as paredes aparentes do edifício
penetrar no labirinto
o labirinto de labirintos dentro do apartamento.

Sim, eu poderia procurar por dentro a casa
cruzar uma por uma as sete portas, as sete moradas
na sala receber o beijo frio em minha boca
beijo de uma deusa morta
deus morto fêmea de língua gelada
língua gelada como nada.

Sim, eu poderia em cada quarto rever a mobília
em cada um matar um membro da família
até que a plenitude à morte coincidisse um dia,
o que aconteceria de qualquer jeito.

Mas eu prefiro abrir as janelas
pra que entrem todos os insetos".

A letra dessa canção sugere a possibilidade do mergulho na experiência da loucura, isto é, do mergulho no interior do próprio eu ("abrir as portas que dão pra dentro"). Em seguida, arrolam-se as experiências que seriam vividas como conseqüência desse mergulho, tais como as de sentir-se perdido e confuso, o estranhamento, as lembranças, a revivescência do passado, as fantasias assassinas, a incerteza e a morte. Como desfecho, opta-se pela continuidade da sanidade, mas por temor a tudo que as cogitações anteriores ameaçaram despertar. Reconhecem-se, contudo, as limitações impostas pela abertura apenas das janelas (que, naturalmente, "dão pra fora"):

a entrada dos insetos, ou seja, a experiência da terrível invasão representada pelo assujeitamento à realidade.

A loucura vista sob o prisma da fraqueza, da deficiência ou da falta encontra expressão, predominantemente, na figura da *doença mental*, expressão integrante do vocabulário médico. Embora encontremos esse tipo de concepção já presente na Antiguidade, é com o advento da psiquiatria que ele veio a se cristalizar, quando da apropriação do fenômeno da loucura pela medicina. A loucura é, assim, definida como um distúrbio da personalidade, com alterações da percepção, do pensamento e da afetividade. Ela é, em suma, uma patologia, isto é, um desvio da norma, no sentido dado por Durkheim a esse termo. Conforme observa o filósofo Canguilhem (1966), a doença mental, desse modo, acaba sendo definida teoricamente não por si mesma, isto é, como uma positividade, mas sim pelo negativo, ou seja, como desvio em relação aos outros, os normais. Ou, ainda, a doença mental também pode ser vista como um desvio em relação ao próprio sujeito, isto é, ao seu passado "são".

Ora, se a loucura é considerada como um desvio em relação a uma norma, isto é, a uma regra dada por uma determinada cultura em um determinado momento de sua história, a sua essência esvai-se no plano da conceituação pela positividade. Daí a conclusão de Foucault (1954) de que a doença mental só encontra realidade em uma cultura que a reconheça e a aponte como tal.

A sociologia de Durkheim (1895) abriu a perspectiva para o emprego da estatística na determinação do normal e do patológico (que seria o desviante da curva normal) no que dizia respeito ao *fato social*. Para Durkheim, os fatos sociais, para serem estudados, deveriam receber o mesmo tratamento dos objetos de investigação das ciências da natureza. Um fato social, no entanto, só deveria ser considerado normal quando tomado em seu devido lugar de existência:

"Um fato social é normal para um tipo social determinado, considerado numa fase determinada de seu desenvolvimento, quando se produz na média das sociedades desta espécie, consideradas numa fase correspondente de desenvolvimento" (p.420).

Essa observação de Durkheim é importante por ter fundado uma tradição que procura relativizar os fenômenos mórbidos, já que os coloca sempre em relação ao espaço e ao tempo no qual aparecem. De acordo com Foucault (1954), esse ponto de vista de Durkheim trouxe consigo implicações antropológicas que, a despeito das diferenças, o aproximou da concepção dos psicólogos americanos acerca da loucura. Ruth Benedict (1934), em seu livro *Patterns of culture*, aplica essa relativização cultural na análise antropológica de tribos americanas, mostrando como certas condutas são valorizadas em uma certa cultura e desconsideradas ou condenadas em outra. Cada cultura, segundo ela, elege algumas das virtualidades que formam a constelação antropológica do homem, sendo o *patológico* aquilo que se afasta do ideal por ela estabelecido. Foucault (1954) mostra como essa concepção de desvio presente na psicologia americana está próxima da idéia durkheimiana de doença, visto que elas têm em comum o fato de serem descritas sob os aspectos *negativo* e *virtual*: negativo, porque a doença é definida sempre em relação à média, norma ou padrão; virtual, porque seu conteúdo é dado por possibilidades, em si mesmas não mórbidas, que nela se manifestam. Desse modo, a doença não seria algo estranho à cultura, mas uma virtualidade que serve de margem à própria "normalidade" cultural de um determinado grupo social. A loucura, assim, teria seus conteúdos tão variados como variados são os costumes possíveis de se encontrarem em grupos humanos. O que a caracterizaria seria tãosomente o afastamento do padrão (*pattern*).

Esse ponto de vista reaparece na etnopsiquiatria de Georges Devereux (1970): a partir das observações da etnologia, esse autor sustenta que a cultura não só exibe o padrão normal a ser observado, mas também fornece o modelo do desvio, isto é, da loucura. Ela está, assim, prevista nas virtualidades da própria cultura, e seus caminhos são oferecidos ao desviante. Não é todo e qualquer comportamento desviante que se rotula como loucura: pode-se entender certas condutas como criminosas, delinqüentes, rebeldes, etc. Para que alguém faça jus ao reconhecimento como *louco*, há de se ser louco de acordo com a maneira prevista. Entre os malásios, por exemplo, o *amok* — uma espécie de ataque de fúria em que o sujeito dispara com um punhal na mão assassinando quem encontrar pela frente — é o modelo de conduta reconhecido como loucura. Já na nossa sociedade ocidental, a esquizofrenia é a modalidade privilegiada da doença mental, prevista culturalmente, que representa nada mais do que a exacerbação das características esquizóides peculiares à própria cultura na qual está inserida.

Tentativas de compreensão da loucura através da história: os enfoques mitológico-religioso, psicológico e organicista

Quanto à história da loucura, convém fazer aqui alguns assinalamentos, sem a pretensão de traçar seu resumo através dos tempos. Foucault (1961) aponta, *grosso modo*, para três grandes momentos históricos da loucura: 1. seu período de liberdade, quando ela era experimentada em "estado livre"; essa fase corresponde ao final da Idade Média e encontra seu apogeu no século XV, quando os loucos tinham existência facilmente errante; 2. o período da "grande internação", nos séculos XVII e XVIII, quando ela veio a ocupar o lugar da lepra no mundo da exclusão; esse período assinala a paulatina entrada da loucura no domínio da medicina; e 3. o advento da psiquiatria, quem vem desde a Revolução Francesa até nossos dias.

Foucault mostra como, na passagem da época em que loucura tinha direito de cidade — podendo ser experienciada em estado livre e arregimentando em torno de si grandes eventos festivos, artísticos e culturais — para o período da "grande internação", ela herdou o lugar da lepra no mundo da exclusão. É assim que a loucura foi "dominada" por volta dos meados do século XVII:

> "Fato curioso a constatar: é sob a influência do modo de internamento, tal como ele se constituiu no século XVII, que a doença venérea se isolou, numa certa medida, de seu contexto médico e se integrou, ao lado da loucura, num espaço moral de exclusão. De fato, a verdadeira herança da lepra não é aí que deve ser buscada, mas sim num fenômeno bastante complexo, do qual a medicina demorará para se apropriar. Esse fenômeno é a loucura" (p.8).

Aos poucos, a loucura foi entrando definitivamente para o domínio da medicina e a internação do louco passou a ser um fato maciço na Europa do século XVII. Mas antes que a justificativa médica para a internação viesse a predominar — o interesse pelo tratamento e pela cura do "doente mental"—, o louco foi considerado mais como um caso de polícia, e a internação não passava de uma prisão. As razões da internação não se encontravam no imperativo da cura, mas sim em uma defesa da sociedade contra o que de mais nefasto a loucura representava: a ociosidade. Era o imperativo do trabalho que determinava a exclusão (Foucault, 1961). Mais tarde, passou-se a proceder à internação "médica" do "alienado mental", e esse modelo continua tendo força no mundo ocidental praticamente até nossos dias, por mais que tenha sofrido sucessivos arranhões perpetrados pelos movimentos antimanicomiais.

No que tange à história do conceito mesmo da loucura, vale assinalar que, desde os gregos antigos, podem-se encontrar três modelos básicos para sua explicação, conforme atestam diferentes estudiosos. Alexander e Selesnick (1966), em sua *História da psiquiatria*, enumeram essas três tendências do pensamento psiquiátrico:

"1. a tentativa de explicar as doenças da mente em termos físicos, isto é, o método orgânico; 2. a tentativa de encontrar explicação psicológica para as perturbações mentais; e 3. a tentativa de lidar com acontecimentos inexplicáveis por meio de magia" (p.28).

Esses autores propõem a teoria da *complementaridade* entre os métodos orgânico e psicológico, isto é, propõem como tarefa para a psiquiatria a integração da química cerebral com a psicologia.

Isaías Pessotti (1994), em um exaustivo levantamento das concepções de loucura através das épocas históricas — dos gregos à psiquiatria do século XIX —, mostra como, desde as tentativas antigas de explicação da loucura, podemos encontrar três modelos básicos e recorrentes, que seriam: 1. o enfoque mitológico-religioso (obra da intervenção dos deuses); 2. o enfoque psicológico (produto dos conflitos passionais do homem); e 3. o enfoque orgânico (efeito de disfunções somáticas).

Sigo aqui as indicações do levantamento de Pessotti, procurando situar o surgimento — ou o ressurgimento — de cada um desses três modelos em momentos históricos diferentes.

1. O enfoque *mitológico-religioso* aparece já na antigüidade grega pré-socrática, quando a concepção de loucura ainda se encontrava pouco estruturada. O fenômeno da "bizarrice" aparece, na literatura que remonta a essa época, de modo fragmentário, visto que ainda não havia entre os gregos uma concepção filosófica estruturada acerca da própria natureza humana.

As obras mais significativas dessa época em que se pode detectar a concepção de um comportamento bizarro são a *Ilíada*, de

Homero, e *As Obras e os Dias*, de Hesíodo. Nesses autores, a idéia de loucura pressupõe sempre a influência dos deuses na vida dos homens, determinando sua conduta: são os deuses e seus instrumentos, *Atê*, *Erínias* ou *Moira*, que enlouquecem os homens, roubando ou confundindo-lhes a razão. Na *Ilíada*, entre muitas passagens que deixam transparecer a concepção de loucura predominante na época, há uma, em especial, em que Agamêmnon se desculpa por ter roubado a amante de Aquiles, atribuindo a responsabilidade de seu ato a Zeus, ao destino e às Erínias:

> "Não fui eu que causei essa ação e sim Zeus, o destino e as Erínias que caminham nas trevas: foram eles que colocaram uma *Atê* selvagem no meu entendimento, naquele dia em que roubei, de minha iniciativa, o prêmio de honra de Aquiles. Mas que podia eu fazer? É a divindade que leva a termo todas as coisas. Sim, é a veneranda *Atê*, que ofusca a todos, aquela maldita! Ela... não se arrasta pelo chão, mas sobe à cabeça dos homens para obscurecer-lhes a mente... e conseguiu, uma vez, enevoar a mente do próprio Zeus, como deveis saber" (Homero *apud* Pessotti, p.13).

Isso mostra a idéia de que o sujeito de um ato desse tipo se encontra completamente à mercê dos agentes sobre-humanos:

> "Parece que a divindade age no plano cósmico, decidindo soberana o curso das coisas e dos homens, mas atua também *forçando* as 'iniciativas' humanas. Como? Roubando dos homens a razão. A loucura seria, então, um recurso da divindade para que seus projetos ou caprichos não sejam contrastados pela vontade dos homens" (Pessotti, p.14).

A loucura, na concepção de Homero, é um estado de desrazão, insensatez ou descontrole em que o homem, sob o domínio da *Atê* (estado transitório de insensatez), perde o contato com a realidade. A etiologia da loucura é puramente mitológica: ela é uma obra de Zeus ou de algum outro deus. A presunção humana de escapar ao seu destino (*moira*) pode enfurecer os deuses que, dessa maneira, desencadeiam o processo da loucura tendo as Erínias como agente, visto que estas são responsáveis por garantir que a *moira* de cada homem seja cumprida.

O conteúdo propriamente da loucura, conforme ela aparece em Homero, expressa-se mormente pela via da transgressão das normas sociais, da agressão e do homicídio, além do delírio propriamente dito. A *Ilíada* é importante para o tema da loucura por conter, na verdade, o seu primeiro modelo teórico, mitológico e teológico, que terá profundos reflexos em algumas concepções ulteriores.

"Os heróis homéricos não enlouquecem, são tornados loucos, por decisões da divindade, embora as manifestações e conseqüências da loucura se passem no plano das realidades física e social" (Pessotti, p.21).

Depois da antigüidade grega, é na Idade Média que vamos encontrar um modelo de cunho místico para a explicação da loucura: trata-se da doutrina demonista medieval, francamente inspirada nas idéias de Santo Agostinho, aperfeiçoadas por Santo Tomás de Aquino. Nesse período, destacam-se três obras escritas com o objetivo de auxiliar na identificação daqueles que agiam "por obra do demônio". São elas: o *De Maleficiis*, de Nider, que data de 1437; *Demonolatriae libri tres*, de Remigius; e o terrível *Malleus Maleficarum*, de Kramer e Sprenger, publicado em 1484.

O *Malleus Maleficarum* ("Martelo das Bruxas"), uma pérola da doutrina demonista, tornou-se uma obra célebre, por ter servido de instrumento para a orientação dos inquisidores, ensinando-lhes a detectar os possuídos pelo demônio ou quem com ele compactuava. Seu propósito básico era o de "difundir a crença na intervenção, onipresente, dos demônios na vida do homem":

"O diabo, ademais, é capaz de possuir os homens na sua essência corpórea, como fica claro no caso dos loucos... E embora tal modo de possessão fuja um pouco a nossos propósitos, trataremos dele aqui, para que fique a todos esclarecido que, com permissão de Deus, os homens por vezes são substancialmente possuídos por demônios a pedido das bruxas..." (Kramer e Sprenger *apud* Pessotti, p.93).

Segundo o raciocínio dos demonistas, não era a possessão pelo demônio que causava a loucura, mas, antes, o contrário: por ser louco é que um indivíduo podia tornar-se possesso. Quanto à caracterização do conteúdo da loucura, constava do *Malleus Maleficarum*:

"Quando um homem acordado vê coisas que sob outros aspectos não são o que parecem — como ver alguém devorar um cavalo e o cavaleiro, um homem transformado em fera, ou então se julgar transformado numa fera e sentir necessidade de juntar-se a elas -, os sentidos exteriores são empregados pelos sentidos interiores. Pois, pelos poderes dos demônios, com a permissão de Deus, as imagens há muito retidas... na memória são de lá retiradas e apresentadas à faculdade da imaginação. Cumpre aditar que tais imagens não são retiradas do entendimento intelectual mas sim da memória que se situa atrás da cabeça. São assim de tal forma revividas na imaginação que o homem recebe o impulso inevitável de imaginar, por exemplo, uma fera ou um cavalo, quando estas são as imagens de lá retiradas pelos demônios... E isso parece ocorrer por causa da força impulsiva do diabo que opera por meio de imagens" (idem, p.98).

Antes do aparecimento desse modelo demonista para a explicação da loucura, houve um momento histórico dominado pelo enfoque organicista inspirado em Galeno, como veremos adiante. Nesse sentido, o modelo medieval reedita, em parte, o enfoque mitológico presente na Grécia antiga. Mas, por outro lado, ele também corrompe o modelo grego, porque agora a loucura traz consigo a marca da imperfeição e da culpa, além de deixar de lado qualquer consideração às paixões e aos desejos humanos. O homem enlouquecido passa a ser apenas um objeto nas mãos de um exorcista.

A doutrina demonista deu ensejo ao aparecimento de um grande número de exorcistas. Um dos mais importantes foi Menghius, que, em 1576, publicou uma obra de grande importância doutrinária, que ficou conhecida simplesmente como *Compêndio*, mas cujo nome completo era *Compendio dell'Arte Essorcistica, et Possibilita delle Mirabili et Stupende Operazione delli Demoni, et de Malefici*. Seu objetivo era o de advogar uma aplicação do exorcismo dentro dos cânones mais ortodoxos, protegendo-o das práticas "charlatanescas" que tendiam a aparecer. Ainda que não contenha uma teoria propriamente estruturada do fenômeno da loucura, o *Compêndio* reafirma a crença em sua etiologia demoníaca, por meio da possessão diabólica:

"...assim o Diabo pode mover os corpos localmente, entrando nos nossos corpos, pode movimentar os espíritos e humores e, com tal movimento, tornar-nos dispostos à ira, e às coisas venéreas, a que antes não estávamos dispostos, e não há dúvida alguma, estando o corpo disposto por qualquer paixão ou estado de que os homens ficam mais prontos e inclinados a certas coisas, para as quais não estavam antes e conseqüentemente mais levados a consentir em tais coisas" (Menghius *apud* Pessotti, p.108).

O conceito demonista de loucura não restringe o conteúdo desta à desrazão: para a teologia medieval, ela também compreende a avareza, a ambição desmedida, a luxúria e o desrespeito ao sagrado; ela compreende, enfim, o pecado, poderíamos dizer.

Os exageros da doutrina demonista, que fundamentavam os abusos praticados pelos inquisidores contra suas vítimas (os "possessos"), foram condenados por alguns autores dela contemporâneos, que tiveram a coragem de fazê-lo. Destacam-se três entre os críticos da doutrina demonista: Molitor, que apontava a flagrante contradição em se tomar a declaração do possuído como confissão de bruxaria e, ao mesmo tempo, acreditar-se que era Satanás que falava por meio dele; Erasmo de Rotterdam, que criticou acidamente os erros doutrinários cometidos em nome da Escolástica; e Jerônimo Cardano, que escreveu: "Desde que fosse para confiscar os bens, os mesmos que acusavam eram os que condenavam, e como argumentos inventavam mil estórias" (Pessotti, p.119).

Um dado interessante sobre a loucura na Idade Média, em conexão com a idéia de possessão, encontra-se em Duby (1990), na *História da vida privada*. Nesse período da história da humanidade, a solidão não estava prevista, nem no espaço doméstico, nem no público. Apenas o louco entregava-se ao isolamento.

"Quem se retirava à distância, com efeito, se não era deliberadamente para fazer o mal, estava destinado, a despeito de si mesmo, a fazê-lo inevitavelmente, por seu próprio isolamento que o tornava mais vulnerável aos ataques do Inimigo. Só se expunham desse modo os desencaminhados, os possuídos, os loucos: segundo a opinião comum, um dos sintomas da loucura era vaguear sozinho. Testemunha-o a atitude em relação aos homens e às mulheres sem escolta com quem se cruzava pelos caminhos: eles próprios se haviam oferecido como presa;

tinha-se o direito de tomar-lhes tudo; em todo caso, era obra pia reintroduzi-los, embora se irritassem, em uma comunidade, restabelecê-los à força no espaço ordenado, claro, gerido como apraz a Deus, dividido entre as cercas do privado e as áreas intersticiais, públicas, onde as pessoas se deslocam em cortejo. Isso explica o papel desempenhado, no vivido e no imaginário, por essa outra parte do mundo visível, as extensões incultas onde já não se encontram nem famílias nem casas, a charneca, a floresta, fora da lei, perigosas e sedutoras, locais de encontros insólitos, onde quem se aventura sozinho arrisca-se a se encontrar a sós diante do homem selvagem ou da fada. Era nesses espaços da desordem, da angústia e do desejo que se considerava que os criminosos, os heréticos fossem buscar refúgio, ou então aqueles que a paixão transportava fora do senso, na desmedida" (p.504).

2. O enfoque psicológico[1] aparece, primeiramente, em algumas obras da tragédia grega. Em *Orestes*, de Ésquilo, pode-se encontrar uma concepção de loucura que ainda marca uma transição entre uma explicação mitológica e uma outra propriamente psicológica: a loucura aí aparece como produto de conflitos que, no entanto, ainda são traçados pelo destino e estão fora do controle ou da escolha individual. Na origem da loucura de Orestes encontra-se o dilema entre a lealdade ao pai e o respeito à mãe, embora esta fosse assassina. Os conflitos são vividos como essencialmente pessoais, mas resultantes de poderes externos ao homem.

É na obra de Eurípedes que vamos encontrar a concepção propriamente psicológica da loucura:

"A concepção trágica de loucura sofre transformações decisivas nas tragédias de Eurípedes, certamente um autor fascinado pela força das paixões humanas, de formação sofística e, portanto, pouco apegado a transcendências e a justificações religiosas ou mitológicas para os êxitos e as desventuras humanas" (Pessotti, p.28).

---

1. Embora eu esteja usando o termo "psicológico" para designar essa modalidade de compreensão da loucura — que a concebe como produto das paixões e dos conflitos humanos —, cabe lembrar que, quando referido aos gregos antigos, o emprego desse termo deve ser feito com ressalvas, visto que a categoria de "psicológico" pressupõe uma noção de pessoa e de individualidade não aplicável à civilização helênica. Agradeço a Jurandir Freire Costa por ter-me feito essa observação.

Nesse sentido, a obra de Eurípedes tem o mérito, pode-se dizer, de inaugurar a concepção psicológica não só da loucura, como também da própria natureza da essência do homem, entendido como individualidade intelectual e afetiva contraditória, conflitiva e até mesmo patológica.

Tendo em mente essa concepção da natureza humana, Eurípedes constrói grandes personagens desatinados. Entre elas, destacam-se Fedra (do *Hippolytus*), Medéia e Orestes. Uma fala de Fedra ilustra claramente a relação entre paixão e desatino, bem como o reconhecimento da falência da razão diante da força da paixão:

> "Se eu mesma fiz tais reflexões, veneno algum devia (...) levar-me um dia a naufragar em sentimentos antagônicos. Explicarei o que houve com minha razão desde que me feriu o amor..." (Eurípedes *apud* Pessotti, p.31).

Em *Medéia*, a loucura também é concebida como a total falência do controle diante das exigências da paixão, muito embora a possibilidade do uso da razão, do raciocínio, da lucidez e do realismo permaneça intacta. Medéia escolhe a vingança conscientemente e opta pelo homicídio, mesmo sabendo que isto implica sua própria ruína. Sua loucura é, portanto, natural e psicológica, representada especialmente pelo conflito entre as paixões e a norma social.

O *Orestes* de Eurípedes compõe um quadro de loucura diferente do *Orestes* de Ésquilo: em Eurípedes, a loucura de Orestes tem um significado pessoal, não se configurando como produto da ação de acontecimentos ou entidades externas. Aparece aí a consciência da etiologia psíquica da desrazão:

> "Menelau: — Que tens? Do que sofres? Que coisa te destrói?
> Orestes: — A minha mente: o fato de que eu sei e tenho consciência do que fiz, e era horrendo" (Eurípedes *apud* Pessotti, p.39).

Uma outra visão da etiologia psicológica da loucura aparece já no seio da psiquiatria do século XIX, no *Tratado médico-filosófico sobre a alienação mental*, de Pinel, publicado em 1801[2].

---

2. No capítulo III, seção "A apropriação da loucura pela medicina", volto a tratar do ponto de vista de Pinel.

Nessa obra, que marca o aparecimento da psiquiatria como uma especialidade propriamente médica, Pinel admite claramente uma etiologia passional para a loucura, entendida por ele como sendo o comprometimento do intelecto e da vontade; seu sintoma ocorre no âmbito do comportamento do alienado:

"Não se poderia compreender o conceito mesmo de alienação se não se enfoca a causa que mais freqüentemente a provoca, quero dizer, as paixões violentas ou exasperadas pelas contradições" (Pinel *apud* Pessotti, p.145).

Finalmente, com Freud e o advento da psicanálise, a compreensão psicológica da "loucura" (seja ela uma psiconeurose ou uma psicose) ganha força e passa a ocupar um lugar proeminente entre as ciências da mente. Mesmo cedendo, em um ponto ou outro de sua obra, à tentação de incluir fatores constitucionais ou biológicos no rol dos elementos etiológicos da psicopatologia, Freud foi quem consagrou a visão psicológica do funcionamento mental como um todo. A formação psicopatológica é, no essencial, vista pela psicanálise como produto do inconsciente, que está em conexão íntima com a história de vida pessoal do sujeito, determinada pelos acontecimentos da vida infantil e pelos mecanismos de defesa predominantes[3].

3. O enfoque organicista aparece com toda sua força na Grécia, entre os séculos V e IV a.C., na obra de Hipócrates, que retira a loucura do domínio da mitologia — excluindo a interferência dos deuses em sua etiologia — para defini-la como um desarranjo de natureza orgânica ou corporal do homem. A perda da razão, verificada nos estados de delírio ou de descontrole emocional, nada mais seria que a resultante desse desarranjo. A loucura passa a ser considerada, assim, como uma *doença*, resultante de uma crise no sistema dos humores. Trata-se, como é fácil observar, de um esboço de toda a teoria organicista da loucura que dominaria a psicopatologia presente na medicina a partir do século XVIII. Sendo de origem orgânica, a loucura é uma doença como outra qualquer. Os estados mentais dos pacientes são mera decorrência — sintoma — da alteração física dos humores no interior do corpo.

---
3. No capítulo III, seção "A virada freudiana", o ponto de vista psicanalítico sobre a loucura é examinado com maiores detalhes.

A teoria de Hipócrates promove um verdadeiro desmantelamento da medicina mágica — apoiada na concepção mitológica — e enfraquece as mudanças da concepção de loucura promovidas pela tragédia grega, principalmente por Eurípedes. O cérebro passa a ser o órgão da loucura:

"É preciso que os homens saibam que não é senão do cérebro que nos vêm as satisfações, as alegrias, os sorrisos, as hilaridades, bem como as dores, as aflições, as tristezas e os prantos. É com ele sobretudo que compreendemos e pensamos, vemos e ouvimos, e distinguimos entre as coisas belas e as feias, más e boas, agradáveis e desagradáveis, distinguindo algumas segundo o costume, outras sentindo-as segundo o que é útil, e discernindo com isso os prazeres e os desprazeres conforme os momentos, não gostamos sempre das mesmas coisas. É com ele que enlouquecemos (*mainômeta*) e deliramos (*parafrôneomen*) e nos defrontamos com terrores e medos, alguns de noite, outros mesmo de dia, e insônias e enganos inoportunos e preocupações inconvenientes, e perda de conhecimento do estado ordinário das coisas e esquecimento..." (Hipócrates *apud* Pessotti, p.51).

Após Hipócrates, o enfoque orgânico da loucura encontra outro defensor de peso em Galeno, nome célebre da medicina romana que viveu entre os anos 131 e 200 d.C. Galeno possuía noções de fisiologia bem mais aprimoradas que as de Hipócrates, tendo produzido, assim, uma teoria das afecções cerebrais mais rica, clara e segura do que a de seu antecessor.

Galeno perpetrou sua influência na medicina até os séculos XV e XVI, quando alguns médicos formularam doutrinas sobre a loucura levando em conta seus ensinamentos em combinação com a filosofia platônica. Entre eles, contam-se Zacchias e Felix Plater. Zacchias publicou, em 1651, as *Quaestiones medico-legales*, obra na qual admitia três categorias de desarranjo mental: a *fatuitas* (imbecilidade), o *delirium* (delírio) e a *insania* (loucura). Plater, em 1625, também descreveu um quadro nosográfico para a loucura, inaugurando o conceito de alienação mental (*mentis alienatio*), tão caro à psiquiatria do século XIX.

Finalmente, a psiquiatria que se consagra como tal no século XIX caracteriza-se primordialmente pelo organicismo. Esquirol, sucessor de Pinel no lugar de proeminência da psiquiatria, volta a procurar os substratos orgânicos das diferentes formas de alienação presentes em seu quadro nosográfico[4].

Desde então, a psiquiatria tem-se pautado pelo enfoque orgânico da doença mental, de acordo com a tradição científica positivista que postula a existência de uma causa corporal como explicação última para a doença. Essa busca dá ênfase ora aos aspectos anatômicos e fisiológicos, ora aos bioquímicos e ora aos genéticos. A psiquiatria biológica contemporânea tem insistido na procura das causas genéticas da esquizofrenia e de outras doenças mentais[5].

Comentário final

Se os enfoques dados para a explicação da etiologia da loucura encontram tamanha diversidade no decorrer da história, vale assinalar que também aquilo que se chama de loucura varia de acordo com o tempo e com a cultura que se observa. As diversas modalidades possíveis para a experiência da loucura remetem-nos à questão da validade de nossa classificação, ou seja, à questão da *identidade semântica* dos termos.

Peter Pelbart (1989) lembra-nos como, em Platão, já se encontravam presentes mais de uma possibilidade da experiência do insensato na Grécia antiga: a loucura da *profecia ritual*, "em que o discurso da pitonisa em transe diz a palavra do deus e do destino", e a loucura *telestática* ou *ritual*, materializada no culto dionisíaco, no qual havia "uma valorização da embriaguez dos sentidos, aspiração a uma beatitude de êxtase, um gosto pelo excesso" (p.36). O termo genérico *mania* continha, para os gregos, uma multiplicidade de sentidos e experiências que não desqualificava seu portador e não implicava exclusão e nem distanciamento da vida comum.

Diante da pluralidade dos "sintomas" que podemos arrolar no decorrer da história da loucura, talvez nos convenha, como exemplo, a atitude intelectual de Platão de não procurar reduzir as manifesta-

---

4. No capítulo III, seção "A apropriação da loucura pela medicina", trato das concepções de Esquirol com mais pormenores.
5. Mais à frente, no capítulo III, farei maiores comentários sobre o advento da psiquiatria e suas relações às vezes turbulentas com a psicanálise e com outros movimentos, tais como a etnopsiquiatria e a antipsiquiatria.

ções da diferença a um único sentido, mas, ao contrário, escancará-las em sua diversidade, mesmo que suas nuances não nos sejam evidentes. De quebra, não custa rememorar que loucura nem sempre significou doença.

Em resumo, vimos que existe uma enorme variabilidade histórica e cultural na abordagem da loucura. Tal variação encontra-se ligada — e muitas vezes até mesmo confundida — com a idéia de *razão* (e de seu negativo desrazão) que perpassa toda a evolução da filosofia e, conseqüentemente, impregna o discurso acerca da loucura. Assim, a conexão entre loucura e razão/desrazão será examinada no capítulo que se segue.

Capítulo II

Da razão e da desrazão

Desrazão e loucura

Desrazão e loucura são dois conceitos que costumam andar juntos. Da antigüidade grega até nossos dias, eles têm sido invariavelmente associados, aparecendo, muitas vezes, como termos intercambiáveis. O louco é freqüentemente visto como um ser destituído de razão, essa faculdade humana primordial que serve até mesmo para designar o que de mais peculiar possui o homem: somos *animais racionais*.

Mas será que os termos *desrazão* e *loucura* são e sempre foram tomados como equivalentes? Peter Pelbart (1989) aponta para a confusão que tem sido sistematicamente feita entre essas duas palavras, tanto pelo senso comum como pela própria historiografia. Foucault, inclusive, deixou no ar uma certa ambigüidade na distinção entre esses dois termos: a primeira edição de seu livro *História da loucura na Idade Clássica*, datada de 1961, trazia o título *Folie et Déraison, Histoire de la Folie à l'Âge Classique*. Na sua segunda edição, publicada 11 anos depois, o livro apareceu com o título abreviado para *Histoire de la Folie à l'Âge Classique*. Segundo a hipótese feita por Pelbart para explicar essa amputação dos termos *folie* e *déraison*, é provável que Foucault tenha querido evitar os mal-entendidos possíveis sobre a relação entre as duas palavras.

Pelbart (1989) procura subsídios, na própria obra de Foucault, que possam fundamentar uma diferenciação entre desrazão e loucura, concluindo que a *desrazão* se refere à experiência *trágica* e *cósmica* da loucura, quando o delírio do louco era entendido como a revelação de uma verdade do mundo; esta seria a *loucura-desrazão*. A *loucura*, por sua vez, estaria assimilada à experiência *crítica* — presente, por exemplo, nas obras de Brant e Erasmo — que, tratando da baixeza do homem, procede a um julgamento moral e se aproxima, assim, da própria razão; esta seria a *loucura-*

crítica. Entre essas duas formas de loucura, uma ligada à experiência trágica e outra à experiência crítica, abriu-se, no decorrer da história, uma distância decisiva que acabou por separá-las de vez.

"O eclipse da experiência trágica e o predomínio da consciência crítica da loucura ainda no Renascimento mostram que a loucura migrou de sua dimensão desarrazoada para a insensatez 'razoável'. Processo que culminará na Idade Clássica, (...) onde a 'desrazão se retira e se desfaz', enquanto a loucura tende a afirmar-se mais e mais como objeto de percepção excluído" (p.59).

Com o advento do enclausuramento da loucura, que se iniciou no século XVII, a desrazão foi perdendo seu espaço, restando lugar apenas para a loucura. A desrazão passou a abranger um universo mais amplo que o da loucura, incluindo todos os transgressores, isto é, os condenáveis desviantes da nova ética do trabalho: devassos, libertinos, doentes venéreos, sodomitas, etc. A loucura, que ganhou sucessivamente autonomia ante a experiência maior da desrazão, assistiu, assim, aos preparativos históricos para sua iminente entrada no domínio da medicina como *patologia*: "enquanto a desrazão era *afetiva, imaginária* e *atemporal*, a loucura será *temporal, histórica* e *social*" (Pelbart, 1989, p.60). Desse modo, a história da loucura — como hoje podemos denominá-la — nada mais é do que a história de sua diferenciação em relação à desrazão, o que não impede que continuemos a associar a figura da loucura a uma experiência de fuga para além dos domínios da razão; ou, como quiseram Pinel e Hegel, com uma contradição interna da própria razão. Para discutir isso, examinarei a seguir, ainda que sumariamente, o conceito e a história da *razão*.

A razão e seus reversos

Para o exame do conceito e da história da razão, seguirei aqui as indicações dos filósofos Gilles Granger (1969) e Marilena Chauí (1995).

O termo *razão* remete-nos a uma variedade de sentidos, agrupados em quatro por Chauí: *certeza, lucidez, motivo* e *causa; cer-*

teza, porque a verdade é racional; *lucidez*, porque a razão é "luz", isto é, faculdade de quem não está louco; *motivo*, porque a vontade é racional, diferentemente do desejo; e *causa*, porque a realidade é racional, isto é, opera com relações causais. A razão, como se pode depreender, associa-se à *consciência* e opõe-se à *paixão*.

> "A razão, enquanto consciência moral, é a vontade racional livre que não se deixa dominar pelos impulsos passionais, mas realiza as ações morais como atos de virtude e de dever, ditados pela inteligência ou pelo intelecto" (Chauí, p.58).

A razão, assim associada à lucidez e à inteligência, é *luz*, ou seja, é clareza de idéias — ordem — que resulta de um esforço intelectual, visto que obedece a normas e regras do pensamento e da linguagem. Segundo Granger (1969), ela evoca simultaneamente um *ideal*, uma *atitude* e um *método*: trata-se de uma maneira correta de percepção, ordenação e julgamento dos acontecimentos do mundo. Por meio da luz da inteligência e da consciência, bem como do método racional, descortinam-se os princípios *naturais* do conhecimento e da ação justa. Para os gregos antigos, a razão cumpria esse duplo papel de eixo orientador simultaneamente *lógico* e *ético*: o de ser função do conhecimento e o de ser guia para a ação, situação na qual era entendida como sabedoria e prudência. Aristóteles (348-322 a.C.) procurou aplicar a razão à ética. Para definir a justiça, em *Ética a Nicômano*, ele baseou-se em um preceito que se tornou marcante para a filosofia grega, que é aquele que recomenda que se procure em tudo um justo meio.

A palavra *razão* tem origem no latim *ratio*, que vem do verbo *reor* e quer dizer *contar, reunir, medir, juntar, separar* e *calcular*. Isso equivale ao grego *logos*, que vem do verbo *legein*, com o mesmo significado. Em ambas as línguas, o seu sentido remete à capacidade de pensar e de falar de modo ordenado, com clareza: a razão esforça-se por organizar a realidade de um modo pelo qual ela se torna compreensível. Tanto em latim como em grego, a palavra *razão* designa a relação matemática exata entre duas grandezas, o que aponta para sua estreita ligação com a inteligência e com a perfeição, em oposição ao *ilusório*.

Desse modo, a filosofia opõe a razão a uma série de *atitudes mentais* que estariam em completo desacordo com seus princípios fundantes. Segundo Chauí, seriam elas:

1. O conhecimento ilusório, que se baseia na mera aparência das coisas ou em simples opiniões, não apreendendo a verdade[1].
2. As emoções, os sentimentos e as paixões, que são em si mesmos cegos e, muitas vezes, contraditórios, conduzindo-nos à indecisão ou à oscilação da convicção.
3. A crença religiosa, que se baseia na fé, que, por sua vez, é produto de uma revelação (luz sobrenatural), em oposição à luz natural que ilumina a ciência; é bom lembrar que, em princípio, a natureza e a realidade são racionais em si mesmas.
4. O êxtase místico, que significa uma ruptura com o intelecto e com a vontade.

Granger destacou, no plano da história do pensamento, três grandes atitudes negativas em relação à razão, isto é, contrárias a ela, às quais chamou, de modo mais amplo, de *mentalidades*. Seriam elas as atitudes *mística*, *romântica* e *existencialista*.

1. A atitude mística encontra-se, quase sempre, associada a uma doutrina religiosa; William James (1890), tentando compreendê-la pelo prisma da psicologia, assinalou quatro caracteres essenciais dos estados místicos: a) são *inefáveis*, visto que só podem ser descritos por meio de imagens e sugestões alusivas; b) são *estados de conhecimento*, visto que o sujeito que se encontra nesses estados possui a consciência de estar em contato com uma revelação que inexiste na experiência comum; c) são *efêmeros*; e d) são *passivos*, isto é, o sujeito sofre tal experiência mais do que a efetua.

A experiência mística se oferece como um substitutivo da razão. Essa segunda seria uma espécie de longo caminho para se chegar ao conhecimento, ao passo que a experiência mística representaria um atalho em direção a um êxtase, que pode ensinar-nos muito mais coisas do que aprenderíamos em anos de estudo. O êxtase é, ao mesmo tempo, *conhecimento* e *gozo*. Aliás, é curioso observar como a linguagem que procura descrevê-lo como experiência íntima busca, para tal, metáforas no campo erótico.

---
1. Veremos adiante, no capítulo III, que algumas escolas psiquiátricas vão tratar o delírio exatamente como um conhecimento ilusório, uma crença (convicção) naquilo que é *falso*, inconsistente; para Jaspers (1913), as idéias delirantes seriam juízos patologicamente falsos, que teriam origem em percepções, representações e cognições delirantes.

Em Santa Teresa d'Ávila encontramos, descritas com requinte, todas essas peculiaridades da experiência do êxtase místico. Ela descreve quatro espécies ou graus de oração: a oração *mental*, a oração de *quietude* ou de *recolhimento*, a oração de *união* e a oração de *arrebatamento*:

"Nesta quarta espécie de oração (...) atingimos uma alegria perfeita e inteiramente pura; sabemos que dela gozamos, embora sem saber como; e sabemos que tal felicidade compreende todos os bens imagináveis, sem poder, todavia, conceber que felicidade é esta; todos os sentidos estão de tal maneira repletos e ocupados desta alegria que não poderiam aplicar-se ao que quer que seja de interior ou de exterior" (Santa Teresa d'Ávila *apud* Granger, 1969, p.27).

O conhecimento místico tem como característica necessária o fato de ser individual e subjetivo, restrito àquele que é seu sujeito. O conhecimento racional, ao contrário, coloca-se como exigência a possibilidade de prestar-se a uma validação intersubjetiva. Mas podemos reportar-nos a um segundo aspecto da atitude mística, quando o acordo intersubjetivo se faz por meio do *mito*:

"Parece (...) que a ordem mágica e a ordem racional coexistem no espírito do homem desde as primeiras idades. (...) O exame dos mitos nos revelará ainda um traço fundamental da razão. Enquanto a fabricação mítica e ritual fornece às coletividades uma unidade de sentimentos e canaliza as emoções coletivas, ela permanece, sem dúvida, uma função indispensável da vida social, que a razão não supre" (Granger, p.31).

2. A atitude romântica é tomada aqui não no sentido estrito de um determinado período da história ou da literatura, mas sim em um sentido amplo, que remete à predominância dos valores *vitais* sobre os valores intelectuais, ou seja, predominância de valores diretamente ligados às raízes da vida biológica sobre os valores existenciais refletidos na inteligência. A exaltação do *amor* é, assim, a atitude romântica por excelência; igualmente romântica seria a atitude de exaltação da *intuição* como forma de conhecimento. O fi-

lósofo Blaise Pascal (1670), ainda que sendo cartesiano no método, distanciou-se de Descartes em suas concepções. Ele defendia, em pleno século XVII, a idéia de que há intuições pertencentes ao domínio do *coração* que não são passíveis de demonstração racional. Tornou-se célebre sua frase "*O coração tem razões que a razão desconhece*". Naturalmente, o termo *razão* aparece aí em duas diferentes acepções: as *razões* do coração seriam seus motivos, isto é, as paixões, enquanto a *razão* que as desconhece seria a consciência intelectual e moral.

O movimento romântico surgido no século XVIII, é evidente, esteve imbuído desse espírito anti-racionalista, tendo desempenhado um importante papel na vida européia de então. O Romantismo não foi apenas um movimento restrito a um estilo artístico: constituindo-se como uma forma de pensamento, exerceu sua influência sobre uma série de transformações sociais e econômicas, visto que colocou em questão a "razão todo-poderosa" e, assim, produziu um abalo nos alicerces da civilização clássica (Claudon, 1994).

Granger (1969) aponta para duas grandes manifestações do romantismo na época contemporânea, que seriam a *voga da psicanálise* e o *flamejar surrealista*. A psicanálise, tomada enquanto fato cultural — e não como terapêutica —, possui um conteúdo filosófico francamente romântico porque, entre outras características, ela insiste na importância do papel cultural do símbolo e do mito. Além disso, a psicanálise

> "deprecia os valores intelectuais em proveito dos valores vitais, denunciando o jogo onipotente dos primeiros sob o refulgir sublimado dos segundos. Ela institui uma espécie de pansexualismo descobrindo o movimento da *libido* na origem de todas as nossas construções sentimentais ou intelectuais" (p.36).

Kernan (1994), debruçando-se sobre as relações entre a estética romântica e a psicanálise freudiana, defende a idéia de que elas se entrelaçam de uma maneira "quase inquietante e estranha". O homem concebido por Freud seria, por excelência, um produtor de símbolos, da mesma forma que o artista romântico, que não cria a partir da realidade objetiva, mas cria novas realidades simbólicas a partir de sua própria imaginação, extravasando, desse modo, os sentidos. O artista romântico seria, então, o exemplo da forma do funcionamento mental descrito por Freud.

O surrealismo, por seu turno, aparece como um movimento de revolta contra valores burgueses, que veio para exigir da arte uma volta à espontaneidade, ao imediato e ao inconsciente. Louis Aragon, em *Le paysan de Paris*, diz em 1926:

"Não quero mais reprimir os erros de meus dedos, os erros de meus olhos. Sei agora que eles não são apenas armadilhas grosseiras mas curiosos caminhos em direção a um objetivo que nada me podem revelar senão eles. A todo erro dos sentidos correspondem estranhas flores da razão. Admirável jardim de crenças absurdas, de pressentimentos, de obsessões e delírios. Aí assumem forma deuses desconhecidos e cambiantes. Contemplarei estas faces de chumbo, este cânave da imaginação. Em vossos castelos de areia, como sois belas, colunas de fumaça! Mitos novos nascem sob cada um de vossos passos" (Aragon *apud* Granger, p.37).

O surrealismo propõe, desse modo, uma volta à vida do espírito, livre da prisão de uma disciplina de pensamento. Para que isso pudesse acontecer, haveria que se procurar um método de ação, que Breton assim explicita, em 1924, no *Primeiro manifesto do surrealismo*:

"Automatismo psíquico puro pelo qual se propõe exprimir seja verbalmente, seja por escrito, seja de qualquer outra maneira, o funcionamento real do pensamento. Ditado pelo pensamento na ausência de todo controle exercido pela razão, fora de toda preocupação estética ou moral... Tende a arruinar definitivamente todos os outros mecanismos psíquicos e substituir-se a eles na resolução dos principais problemas da vida" (Breton *apud* Granger, p.37-38).

3. A atitude existencialista, imbuída do mesmo espírito dos surrealistas do primeiro pós-guerra, manifesta um desejo de libertação afetiva. A filosofia existencialista esforça-se, assim, por atingir um método que venha a substituir as experiências intelectuais por experiências fundamentalmente afetivas. A emoção e a paixão, para os existencialistas, teriam um potencial de revelar o homem maior do que aquele do pensamento e da inteligência.

Contrariamente à tradição filosófica iniciada com os gregos, que valorizava o *ser*, os existencialistas passam a acentuar o fato de *existir*. Sartre (1946), ao partir da premissa de que "a existência precede a essência", chega ao postulado conseqüente de que "o homem não é nada senão aquilo que ele faz de si mesmo".

A crise da razão

A filosofia sempre considerou que a razão opera por meio de princípios por ela mesma (razão) estabelecidos. O conhecimento racional deve, assim, estar sujeito a determinadas regras da própria razão que se encontram expressas, basicamente, em quatro princípios *formais, universais* e *necessários* (Chauí, 1995):

1. O *princípio da identidade* pode ser expresso pela fórmula "*A* é *A*", constituindo-se em condição mesma do pensamento, isto é, condição para que se definam as coisas e para que estas possam ser conhecidas a partir de sua definição. Afinal, uma coisa qualquer só pode ser conhecida e pensada quando é percebida e conservada com sua identidade.

2. O *princípio da não-contradição* expressa-se pela fórmula "*A* é *A* e é impossível que seja, ao mesmo tempo e na mesma relação, não-*A*". De acordo com esse princípio, uma coisa que negue a si própria deixa de existir.

3. O *princípio do terceiro excluído* diz que "Ou *A* é *x* ou é *y* e não há terceira possibilidade". Esse princípio define a decisão de um dilema, exigindo que apenas uma alternativa seja verdadeira: não se pode estar certo e errado ao mesmo tempo.

4. O *princípio da razão suficiente* pode ser assim enunciado: "Dado *A*, necessariamente dar-se-á *B*", e também: "Dado *B*, necessariamente houve *A*". Esse princípio, também chamado *princípio da causalidade*, postula uma razão (causa ou motivo) para tudo aquilo que existe ou que acontece, podendo essa razão ser conhecida pela nossa razão.

Esses princípios, que constituem o pilar do ideal de racionalidade da civilização ocidental, sofreram alguns duros e sucessivos golpes desde o início do século XX. Chauí enumera-os da seguinte maneira:

1. O primeiro golpe, proveniente da física, abalou o princípio do terceiro excluído. A ótica descobriu que a luz tanto pode ser explicada por ondas luminosas como por partículas descontínuas. A física quântica, por sua vez, descobriu que não podemos saber, ao mesmo tempo, a posição e a velocidade de um elétron. Daí surgiu o *princípio da indeterminação*[2], válido para os fenômenos em escala hipermicroscópica, enquanto o velho princípio da razão suficiente permanecia válido para os fenômenos macroscópicos.

Ainda no campo da Física, a *teoria da relatividade*[3] atingiu os princípios da identidade e da não-contradição, ao demonstrar que as leis da natureza dependem da posição ocupada pelo observador. Essa conclusão contradiz a crença anterior de que a natureza obedece às leis da razão objetiva, não estando na dependência da razão subjetiva.

2. O segundo golpe proveio da antropologia, que mostrou como outras culturas — por vezes consideradas *irracionais* pelo homem ocidental — possuem diferentes paradigmas de racionalidade, com critérios totalmente diferentes para a explicação da realidade e, portanto, com outras idéias acerca da natureza do conhecimento. Ruth Benedict (1934) mostrou como cada cultura elege para si algumas das virtualidades que compõem a constelação antropológica do homem. É assim que determinadas culturas descritas pelos etnólogos se estruturavam sobre práticas e noções que causavam horror ao europeu, parecendo mesmo absurdas a seus olhos. No entanto, cada um desses conjuntos de práticas e noções obedece a uma coerência interna:

> "...o liame que une o comportamento dos indivíduos às técnicas econômicas, às estruturas sociais, aos preconceitos coletivos, é racional. É a evolução de conjunto desses sistemas que constitui o elemento racional da história" (Granger, p.104).

---

2. Também conhecido como *princípio da incerteza*, foi formulado por Heisenberg em 1927.
3. Formulada por Einstein em 1905.

3. O terceiro golpe contra a razão foi dado pela teoria marxista, que desnudou o fenômeno da *ideologia*:

> "A noção de ideologia veio mostrar que as teorias e os sistemas filosóficos ou científicos, aparentemente rigorosos e verdadeiros, escondiam a realidade social, econômica e política, e que a razão, em lugar de ser a busca e o conhecimento da verdade, poderia ser um poderoso instrumento de dissimulação da realidade, a serviço da exploração e da dominação dos homens sobre seus semelhantes" (Chauí, p.63).

4. Finalmente, o quarto golpe contra a razão foi dado por Freud com o advento da psicanálise, uma vez que a noção de *inconsciente* veio a revelar que a razão é muito mais frágil do que se supunha até então. Conforme já afirmei em uma outra oportunidade (Ferraz, 1994b), o golpe dado por Freud no narcisismo da humanidade

> "atingiu o sujeito da razão e da certeza, à medida que a psicanálise apontou para um ego que não era completamente senhor de si, isto é, encontrava-se sujeito a aspectos inconscientes que, a despeito de influenciarem profundamente em sua configuração psíquica, não se deixavam sujeitar pela consciência ou pela razão" (p.20).

Tendo em vista todas essas formas de contradição aos princípios da racionalidade, caberia, no âmbito deste trabalho, indagarmo-nos a respeito do estatuto do discurso delirante[4]. Diante do questionamento sofrido pelos princípios da racionalidade — que deixaram de ser absolutos quando pensados em termos de universalidade —, podemos perguntar-nos se o conceito de loucura também não teria sofrido algum arranhão. Afinal, se pode haver diferentes paradigmas de racionalidade, como fica a definição da loucura como ausência ou enfraquecimento da razão?

Curiosamente, o filósofo Montaigne já escrevia, no final da Renascença, sobre o absurdo de confiarmos cegamente nas conclusões de nossa inteligência, bem como de desprezarmos aquilo que não compreendemos pela lógica da nossa razão. Para ele, o homem jamais poderia ter certeza quanto à distinção entre o verdadeiro e o

---

[4]. Essa discussão fica para o próximo capítulo, que trata especificamente das "ciências da loucura".

falso, entre a razão e a desrazão ou, ainda, entre a loucura e a não-loucura. Como posso usar minha razão para apontar o louco? Simplificando ao extremo, eu poderia perguntar-me: o que me garante que o louco não sou eu?

Montaigne (1580-1588), na seção dos *Ensaios* intitulada *Da loucura de opinar acerca do verdadeiro e do falso unicamente de acordo com a razão*, afirma o seguinte:

> "...é tola presunção desdenhar ou condenar como falso tudo o que não nos parece verossímil, defeito comum aos que estimam ser mais dotados de razão que o homem normal" (p.89).

Em uma outra seção do mesmo livro, intitulada *Da incerteza de nossos juízos*, ele diz:

> "Temos por hábito dizer, e com justeza, que os acontecimentos e suas conseqüências decorrem (...) da sorte que não quer sujeitar-se às regras de nossa inteligência e de nossa razão (...) Raciocinamos ao acaso e inconsideradamente, diz o Tomeu de Platão, porque como nós mesmos, é a nossa razão grandemente influenciada pelo acaso" (p.136).

Três vigas-mestras da filosofia da razão: Descartes, Kant e Hegel

No âmbito da história da filosofia ocidental, pode-se dizer que a noção de razão passou por três grandes momentos, que ficaram marcados como verdadeiros divisores de águas. Ainda que a discussão sobre a razão esteja presente direta ou indiretamente nas obras de um considerável número de filósofos, pode-se dizer que em Descartes, Kant e Hegel se encontram as três vigas-mestras de sua evolução.

1. Descartes (1596-1650)

Descartes (1637), com o *Discurso do método*, marcou o começo da era da razão. Para ele, a fonte mais pura do pensamento racional estava no campo das matemáticas, que propunham verdades certas e encadeadas, fornecendo o modelo de um método que permitiria fundar, sob sua égide, uma ciência natural a partir de um tema determinado. Poderiam surgir, assim, ciências naturais eficazes e suscetíveis de aplicação. Descartes exaltava o alcance do pensamento racional e, por isso, sua filosofia foi marcada por uma razão que parte para a conquista do mundo, por meio da fundação das diversas ciências:

"...o conhecimento teórico dos corpos e das funções da alma prolongar-se-á em uma ciência do engenheiro, em uma medicina, em uma arte moral de governar as paixões" (Granger, 1969, p.17).

Descartes (1637) afirmava que todos se julgam possuidores do bom senso. Ele, no entanto, para atingir a verdade, desenvolve um *método* que obedece ao modelo das matemáticas. E dá testemunho de seu processo mental de elaboração teórica:

"Comprazia-me sobretudo com as Matemáticas, por causa da certeza e da evidência de suas razões; mas não notava ainda seu verdadeiro emprego, e, pensando que serviam apenas às artes mecânicas, espantava-me de que, sendo seus fundamentos tão firmes e tão sólidos, não se tivesse edificado sobre eles nada de mais elevado" (p.32).

Por estar assentado em "fundamentos tão firmes e tão sólidos" é que seu método poderia ser aplicado a todas as ciências. Mas, apesar da certeza que decorria da utilização do modelo matemático, é importante observar que Descartes já ressaltava que, na grande tarefa de construção do conhecimento, era necessário conceder o direito de cidade ao provisório, entendido como uma espécie de andaime dessa edificação. É assim que, em substituição aos preceitos da lógica, ele passa a se utilizar de *seus* próprios *preceitos*:

O primeiro deles recomendava evitar a precipitação, aceitando por verdade apenas o que se tornasse claro:

"...jamais acolher alguma coisa como verdadeira que eu não conhecesse evidentemente como tal" (p.37).

O segundo preceito propunha a utilização do método da *decomposição matemática* para se atingir o conhecimento da verdade:

"...dividir cada uma das dificuldades que eu examinasse em tantas parcelas quantas possíveis e quantas necessárias fossem para melhor resolvê-las" (p.37-38).

O terceiro propunha a *ordenação* de acordo com a relação de dependência entre os fatores:

"...conduzir por ordem meus pensamentos, começando pelos objetos mais simples e mais fáceis de conhecer, para subir, pouco a pouco, como por degraus, até o conhecimento dos mais compostos, e supondo mesmo uma ordem entre os que não se precedem naturalmente uns aos outros" (p.38).

O quarto preceito, finalmente, recomendava a enumeração exaustiva de todos os casos possíveis para a solução de uma equação, o que ampliaria o espectro de possibilidades de uma escolha acertada e conduziria a uma solução mais geral:

"...fazer em toda parte enumerações tão completas e revisões tão gerais, que eu tivesse a certeza de nada omitir" (p.38).

O *cogito* cartesiano, expresso na fórmula "Penso, logo existo", marcou a história da filosofia como o mais célebre exemplo da intuição intelectual, tendo servido de base para todo o desenvolvimento do pensamento moderno. A partir da demonstração de Descartes, a dúvida passou a ser considerada como ponto de partida do verdadeiro conhecimento. E essa conclusão acarretou uma grande conseqüência sobre o universo da loucura. Vejamos por quê.

Descartes encontrou a loucura ao lado do sonho e do erro em seu caminho da dúvida. Sobre o sonho, ele deixou claro que não nos devemos levar a duvidar da verdade dos pensamentos que temos, quando estamos acordados, em virtude daquilo que imaginamos ao sonhar. Para ele, nossa verdade está, definitivamente, nos pensamentos que temos na vida de vigília, sendo as imaginações que temos ao sonhar apenas expressões de nossa imperfeição.

A loucura passa a representar, para Descartes (1641), o risco de se refugiar no erro, tal como a consciência adormece no sonho. Isso fica devidamente expresso em uma passagem das *Meditações*:

"E como poderia eu negar que estas mãos e este corpo sejam meus? A não ser, talvez, que eu me compare a esses insensatos, cujo cérebro está de tal modo perturbado e ofuscado pelos negros vapores da bile que eles constantemente asseguram que são reis quando são muito pobres; que estão vestidos de ouro e púrpura quando estão inteiramente nus; ou imaginam ser cântaros ou ter um corpo de vidro. Mas quê? São loucos e eu não seria menos extravagante se me guiasse por seus exemplos" (p.86).

O *cogito* cartesiano, experiência fundamental para o conhecimento, exclui a loucura: *eu, que penso, não posso estar louco*. Se os sonhos ou as ilusões não oferecem risco, por serem superados na própria estrutura da verdade, com a loucura é diferente: ela fica excluída pelo sujeito que duvida. Se Descartes duvida, e exatamente por isso aferra-se a sua certeza, a loucura não pode dizer-lhe respeito:

"Com isso, o perigo da loucura desapareceu no próprio exercício da Razão. Esta se vê entrincheirada na plena posse de si mesma, onde só pode encontrar como armadilhas o erro, e como perigos, as ilusões. A dúvida de Descartes desfaz os encantos dos sentidos, atravessa as paisagens do sonho, sempre guiada pela luz das coisas verdadeiras; mas ele bane a loucura em nome daquele que duvida, e que não pode desatinar mais do que não pode pensar ou ser" (Foucault, 1961, p.47).

O resultado disso é que o racionalismo cartesiano procedeu a uma exclusão da loucura do mundo do pensamento. A possibilidade do conhecimento e a loucura separaram-se completamente, visto que o eu que conhece não pode, de modo algum, estar louco.

2. *Kant (1724-1804)*

A filosofia cartesiana constituiu-se em um racionalismo francamente otimista, em expansão. Um século e meio depois de Descartes, no entanto, assistiu-se, com Kant (1781), a uma tentativa de demarcação dos efetivos limites da razão. Se Descartes, partindo da geometria dos antigos, foi levado a ampliar o campo de ação da razão, Kant, partindo de uma reflexão sobre a ciência newtoniana, fez o movimento contrário de marcar seus limites.

"Kant se interroga: como é possível a ciência? E se esforça por inventariar os elementos *a priori* do conhecimento, opostos à materialidade da intuição sensível, que não vêm do sujeito pensante" (Granger, 1969, p.18).

Assim, determinados quadros de conhecimento fazem parte, para Kant, do próprio sujeito enquanto faculdade de conhecer. A percepção dos objetos não mais depende da sua natureza, mas sim da estrutura transcendental do sujeito cognoscente. A experiência sensível não é, em si, suficiente para a produção de juízos necessários e universais. Esse tipo de juízo pressupõe, sempre, um conhecimento puro ou *a priori*.

"...a própria experiência é um modo de conhecimento que requer entendimento, cuja regra devo pressupor como *a priori* em mim ainda antes de objetos me serem dados, e que deve ser expressa por conceitos *a priori*, pelos quais, portanto, todos os objetos da experiência devem necessariamente regular-se e com eles concordar" (Kant, 1781, p.13).

O *Entendimento*, para Kant, seria a faculdade de síntese que permite a passagem das intuições sensíveis às experiências ligadas aos objetos de um mundo. Já a *Razão* seria um grau superior de síntese dos conhecimentos: se o *Entendimento* é a "faculdade das regras", a *Razão* seria, por seu turno, a "faculdade dos princípios". Na parte analítica da *Crítica da razão pura*, Kant (1781) demonstra que

"...não podemos conhecer nenhum objeto como coisa em si mesma, mas somente na medida em que for objeto da intuição sensível, isto é, como fenômeno; donde se segue com certeza a limitação de todo o possível conhecimento especulativo da razão aos simples objetos da experiência" (p.15-16).

A tentativa metafísica de conhecer a *coisa em si* é, desse modo, vã ilusão, visto que a própria natureza do ato de conhecer transforma as coisas em aparência (*fenômeno*). A certeza da existência do próprio eu torna-se sujeita à restrição imposta por Kant à certeza cartesiana. Para Descartes, a verdade da proposição "eu penso" era incontestável. Já para Kant, tal proposição não é suficiente para assegurar a conclusão de que o eu exista como objeto real.

Assim, se tomamos como ponto de partida a filosofia de Descartes, o pensamento de Kant significou um recuo do uso metafísico da razão, ainda que isso não queira dizer que esse recuo se tenha estendido a seu uso nas ciências.

O que importa salientar é que, em Kant, a razão se transforma em uma estrutura universal sem conteúdos, isto é, em pura forma, que é inata e não depende da experiência para existir. O que está em dependência da experiência são os conteúdos que a razão conhece: a razão fornece a forma para o conhecimento, enquanto a experiência fornece a matéria. Essa segunda vem depois, e por isso é descrita por Kant como sendo *a posteriori*.

No que concerne à loucura, Kant dedicou a ela algumas páginas da *Antropologia*. Contrapondo-se a uma convicção corrente de seu tempo — presente inclusive em Pinel e Esquirol —, Kant rejeita tanto a autoridade da medicina sobre o fenômeno da loucura quanto a competência do juiz para decidir sobre a capacidade de entendimento do louco, e reivindica para o campo da filosofia o direito de opinar sobre a loucura.

Para Kant, a essência da loucura reside no fato de que o louco pára de relacionar as idéias que o assediam com as regras objetivas, que coincidem com as leis da experiência, não mais podendo reconhecer as contradições entre o subjetivo e o objetivo. O louco perde, assim, o contato com o *senso comum*, isto é, com os outros, ficando encerrado em sua singularidade lógica ou em seu *senso privado*. Ele torna-se, desse modo, excluído da possibilidade de ajustar seu pensamento à realidade da experiência, produzindo, em substituição, um mundo idiossincrático. Sua desrazão, assim, institui-se e molda-se como o *Outro* da razão, fechando-se para o *Fora* e passando a reinar absoluta. Esse processo obedece a uma regra natural que faz com que, na ausência da razão, um outro sistema de ordenação do espírito seja criado, para que a faculdade do pensamento não se veja ociosa.

Em suma, para Kant, "a loucura não é a ausência da razão, mas a passagem do espírito para um Outro da razão" (Swain, 1977, p.181).

3. Hegel (1770-1831)

A filosofia de Hegel, em muitos de seus aspectos, sofreu a influência de Kant. Mas, no que toca especificamente a sua contribuição à idéia de razão, seu pensamento era bem diferente do mestre de Koenigsberg.

A grande contribuição de Hegel (1807) à filosofia da razão foi a proposição de que esta possui um caráter histórico e encontra-se, continuamente, em processo de criação. A razão seria, para ele, a tomada de consciência de uma harmonia fundamental entre a verdade objetiva e nossos pensamentos subjetivos. Dito de outro modo, ela não é uma razão exclusivamente objetiva nem exclusivamente subjetiva, mas a unidade necessária do objetivo e do subjetivo.

A imagem da razão nos é dada pela própria história do mundo, e não pela observação do espírito humano apenas em um dado momento de sua evolução. O espírito único universal atualiza-se nos espíritos dos povos, compreendidos como momentos de uma gradual sucessão na constituição da razão. Por meio de tais momentos, isto é, através da história, o espírito único universal eleva-se e finaliza-se em uma totalidade autocompreensiva. Assim, a história da humanidade pode retraçar as etapas constitutivas da razão.

Ora, esse pensamento de Hegel acerca da razão, quando relacionado ao conceito de loucura, descortina a história de um curioso encontro teórico: trata-se de sua ligação com os ensinamentos de Pinel, que deram subsídios ao filósofo, visto que, no que toca à loucura, ambos se inspiravam em uma mesma dialética. Já com relação à concepção kantiana da loucura, a doutrina de Hegel representou uma nítida ruptura.

De acordo com Peter Pelbart (1989), Pinel pensava a loucura como um estado de regressão a um estágio anterior tanto da humanidade como do indivíduo; ela seria uma espécie de involução para a infância psíquica e moral da humanidade. Daí sua concepção do espaço asilar como lugar de correção e, do médico, como autoridade. A loucura particularizada no louco é vista, assim, como a própria loucura do homem em geral.

Tal raciocínio descreve um movimento similar ao de Hegel, quando este define a constituição da razão universal particularizada em momentos representados pelos espíritos dos povos. "A loucura, assim, não é, de forma alguma, externa à razão, mas sim seu momento; ela não é mais a perda da razão, mas apenas uma contradição dentro da razão que ainda existe." Essa idéia é diametralmente oposta àquela de Kant, que via na loucura o Outro da razão. Pelbart observa que "Hegel leu Pinel e o levou a sério". E, ainda por cima, opinou sobre o tratamento moral da loucura levado a cabo por Pinel por meio da prática do internamento:

> "O verdadeiro tratamento psíquico apega-se à concepção de que a loucura não é uma perda abstrata da razão, nem do lado da inteligência, nem do lado da vontade e de sua responsabilidade, mas um simples desarranjo do espírito, uma contradição na razão que ainda existe, assim como a doença física não é uma perda abstrata, isto é, completa, da saúde (de fato, isso seria a morte), mas uma contradição dentro desta. Esse tratamento humano, isto é, tão benevolente quanto razoável da loucura... pressupõe que o doente é razoável e encontra aí um sólido ponto para abordá-lo desse lado" (Hegel, *Encyclopédie des sciences philosophiques*, apud Foucault, 1961, p.32).

A loucura, em Hegel, passa a significar a subversão da hierarquia constitutiva da razão que, na sanidade, se expressa pela existência de uma consciência que "ordena o universo sensitivo, ideativo e volitivo numa totalidade hierarquizada e coerente" (Pelbart, 1989, p.47). No louco, alguma determinação, centrando-se em si mesma, escapa a essa ordenação e adquire independência em relação à totalidade racional. Mas permanece em seu espírito uma personalidade objetiva, que o louco compartilha com os sãos.

> "Na alienação propriamente dita, se desenvolvem, de modo a formar, cada uma, uma totalidade distinta, uma personalidade, as duas maneiras de ser do espírito finito, a saber, de um lado, a consciência realizada, racional, com seu mundo objetivo, e, de outro, a sensibilidade interna que é para si seu próprio objeto. A consciência objetiva dos loucos se manifesta de vários modos. Por exemplo, os loucos sabem que estão num manicômio; eles reconhecem seus guardas; sabem que seus companheiros também são loucos; brincam entre si sobre sua loucura; se os emprega em todo tipo de trabalho, e às vezes chega a transformá-los em guardas, mas ao mesmo tempo eles sonham acordados, e estão presos a uma representação

particular que não poderia se compatibilizar com sua consciência objetiva" (Hegel, *Philosophie de l'esprit*, *apud* Pelbart, p.48-49).

Comparando as concepções de Hegel sobre a natureza da loucura com as de seus antecessores na filosofia da razão, podemos depreender que sua maior contribuição foi o entendimento da loucura como algo natural e inerente ao homem e, mais do que isso, como algo necessário. Contrariamente a Descartes, que expulsara a loucura do domínio da razão, e a Kant, que não via na loucura um conflito, mas um fechamento na insensatez, com Hegel ela é trazida para dentro do sujeito humano.

Do positivismo às filosofias anti-racionais

Na segunda metade do século XIX o mundo viveu uma atmosfera de plena confiança na ciência, que, a partir da trilha aberta por Descartes, se convertera na concretização moderna da eficácia do pensamento racional. Esse clima deveu-se aos grandes progressos experimentados pelas ciências naturais, bem como ao espírito positivista que impregnava o pensamento corrente. Auguste Comte (1830-1842), em seu *Curso de filosofia positiva*, fazia a apologia de um espírito positivo que se caracterizava pela subordinação da imaginação e da argumentação à observação. Tomando o método da ciência natural como referência, a plena dicotomia entre sujeito e objeto estende-se à ciência em geral.

Como preceito básico do método positivo, encontra-se a recomendação de um afastamento do refletir-se sobre si próprio, sobre a qual Comte fez repousar sua crítica ao método da psicologia. Para se conhecerem os fenômenos psicológicos, havia de observar-se e detectar as relações imutáveis neles presentes, a exemplo do que ocorre com os fenômenos físicos:

"Ainda que cada um tivesse a ocasião de fazer sobre si (*tais*) observações, estas, evidentemente, nunca poderiam ter grande importância científica. Constitui o melhor meio de conhecer as paixões sempre observá-las de fora. (...) O órgão observado e o órgão observador sendo (*neste caso*) idênticos, como poderia ter lugar a observação?" (p.20).

A excessiva confiança no método positivo e no sucesso de sua extensão a todas as ciências produziu uma espécie de ufanismo no seio da filosofia positiva, da qual Comte[5] foi o expoente maior:

"...os bons espíritos reconhecem unanimemente a necessidade de substituir nossa educação européia, ainda essencialmente teológica, metafísica e literária, por uma educação *positiva*, conforme ao espírito de nossa época e adaptada às necessidades da civilização moderna" (p.21).

Essa atmosfera de ufanismo, que pairava sobre a segunda metade do século XIX, veio a encontrar uma forte oposição em meio à virada do século, por meio das filosofias anti-racionais que legaram brilhantes argumentos contra a razão, principalmente com Bergson, na França, William James, nos países anglo-saxões, e Nietzsche, na Alemanha.

A filosofia de Bergson (1897), centrando sua temática sobre o movimento e a intuição, limitou sobremaneira o espaço destinado à razão, visto que o sentimento e o *élan* vital eram considerados mais importantes do que ela. Na obra *Os dados imediatos da consciência*, publicada em 1889, Bergson mostrou que, se pudermos desembaraçar os dados de nossa experiência interna das construções pelas quais nos exprimimos, quer na linguagem corrente, quer na linguagem científica, tais dados podem aparecer como *imediatos*.

William James (1909) subverteu a noção corrente de *verdade* à medida que incluiu, entre as condições para sua verificabilidade, a sua *funcionalidade*. Assim, a verdade, para ele, não mais se definia como adequação entre a mente e a realidade exterior ou como coerência das idéias entre si. De acordo com o *pragmatismo* que professou, a verdade não mais era compreendida como algo dado ou já feito, para ser, então, algo que se encontra em constante processo de fazer-se. Tal concepção estendeu-se para além do domínio da ciência, adentrando os campos da moral e da religião: para William James, a crença religiosa poderia também ter seu valor de verdade. Contrapondo-se à tradição racional, ele sustentou que a verdade é tudo

---

5. Por uma ironia do destino, Comte conheceu crises de loucura e chegou a ser internado em um asilo. Ele participou, portanto, com sua experiência pessoal, daquilo que veio a falar sobre a loucura. Segundo Roger Bastide (1972), por mais estranho que pareça, Comte esteve ligado ao romantismo, ainda que possamos enxergar em seu positivismo uma espécie de cientificismo. No capítulo III, seção "As 'loucuras como ciências'", volto a tratar, um pouco mais detidamente, das relações de Comte com a experiência da loucura.

aquilo que pode satisfazer o desejo de compreensão global das coisas e que, ao mesmo tempo, pode constituir-se em um bem vital para um determinado indivíduo.

Nietzsche sofreu a influência da filosofia de Schopenhauer, que, em certos aspectos, pode ser considerado uma espécie de precursor de suas idéias, pois já dera mostras de uma disposição de batalha contra o império da razão. Vejamos, antes de entrar em Nietzsche, um brevíssimo perfil do pensamento de seu pensamento.

Schopenhauer (1819), na obra *O mundo como vontade e representação*, afirmou que o mundo não passava de representações, por ele entendidas, em um primeiro momento, como síntese entre o subjetivo e o objetivo, entre a realidade exterior e a consciência humana. Ele baseava-se, para tanto, em Kant, que já afirmara que a *coisa em si* não poderia ser objeto do conhecimento científico; a ciência restringir-se-ia ao mundo dos fenômenos e seria constituída pelas formas *a priori* da sensibilidade (tempo e espaço) e pelas categorias do entendimento.

Schopenhauer (1819-1844), no entanto, separou-se do pensamento de Kant quando, na *Crítica da filosofia kantiana*, tentou abordar a coisa em si, que, para ele, era a *Vontade*, encarada como raiz metafísica de toda a realidade. A vontade seria independente da representação e, portanto, não se submeteria às leis da razão. Ao contrário de Hegel, para quem o real é racional, a filosofia de Schopenhauer sustenta que o real, enquanto vontade, é, em si mesmo, cego e irracional. As formas racionais da consciência não passariam de aparências ilusórias, e a essência de todas as coisas seria alheia à razão. A consciência seria uma mera superfície da mente, cujo interior não conhecemos. Assim, o inconsciente é fundamental para Schopenhauer, que, ao postular tal idéia, se antecipou a Freud[6].

Nietzsche (1871) desenvolveu um pensamento francamente anti-racionalista, advogando a retirada, do domínio da razão, do direito de intervir sobre os desejos e as paixões, vistos por ele como a verdadeira expressão da liberdade. Em *O nascimento da tragédia no espírito da música*, ele criticou duramente Sócrates por ter inaugurado a época da razão e do homem teórico, opondo-se ao sentido místico de toda a tradição da época da tragédia.

---
6. Freud (1914a), em *A história do movimento psicanalítico*, reconheceu a importância dessa idéia precursora, sustentando, no entanto, ter chegado à sua formulação sobre o inconsciente por caminhos próprios e independentes, sem o conhecimento prévio da postulação de Schopenhauer.

Para Nietzsche, a grande tragédia grega apresentou como característica o saber místico da unidade da vida e da morte e, nesse sentido, constituiu-se em uma chave que abriu o caminho essencial do mundo. Daí sua acusação contra Sócrates, por este ter interpretado a arte trágica como irracional, considerando que ela desviava o homem do caminho da verdade; Nietzsche, ao contrário, via no fenômeno do trágico a verdadeira natureza da realidade.

"A audácia e a sabedoria descomunais de Kant e Schopenhauer conquistaram a mais difícil das vitórias, a vitória sobre o otimismo que está escondido na essência da lógica e que, por sua vez, é o fundamento de nossa civilização. Se este, apoiado nas *aeternae veritates*, para ele indubitáveis, havia acreditado que todos os enigmas do mundo podem ser conhecidos e sondados, e havia tratado o tempo, o espaço e a causalidade como leis totalmente incondicionadas, dotadas da mais universal das validades, Kant revelou como estes propriamente serviam apenas para erigir o mero fenômeno, a obra de Maia, em única e suprema realidade, pô-la no lugar da essência íntima e verdadeira das coisas e, com isso, tornar impossível o conhecimento efetivo desta, isto é, segundo a sentença de Schopenhauer, para adormecer ainda mais profundamente o sonhador" (Nietzsche, 1871, p.19).

A obra de Nietzsche, pautando-se pelo combate à razão, guardou uma estreita relação com o tema da loucura, que não se circunscreveu à crítica teórica. A loucura de Nietzsche, como a de Artaud e a de Van Gogh, *pertence* à sua obra, desde o início até o momento da explosão, em que ela não mais se acomoda e ganha a cena:

"Pouco importa o dia exato do outono de 1888 em que Nietzsche se tornou definitivamente louco, e a partir do qual seus textos não mais expressam filosofia, mas sim psiquiatria: todos, incluindo o cartão-postal para Strindberg, pertencem a Nietzsche, e todos manifestam grande parentesco com *A Origem da Tragédia*. Mas esta continuidade não deve ser pensada ao nível de um sistema, de uma temática, nem mesmo de uma existência: a loucura de Nietzsche, isto é, o desmoronamento de seu pensamento é aquilo através do qual seu pensamento se abre sobre o mundo moderno. Aquilo que o tornava impossível faz com que esteja presente para nós; aquilo que o subtraía de Nietzsche é a mesma coisa que ora no-lo oferece" (Foucault, 1961, p.529).

Capítulo III

Das ciências da loucura

As "loucuras como ciências"

Roger Bastide (1972), na introdução do livro *Les sciences de la folie*, apontou para a existência de duas modalidades distintas da abordagem do tema da loucura, encontráveis nas obras que se produziram sobre ela no decorrer da história. Haveria um determinado conjunto de escritos que bem mereceria intitular-se "ciências da loucura", correspondendo ao discurso produzido pela psiquiatria enquanto ramo da medicina que visa a *tratar* do louco. Esse tipo de discurso tem origem no lado de *fora* da experiência da loucura, tomando-a como objeto externo que não diz respeito ao sujeito que sobre ela fala. A própria psicanálise de Freud, para Bastide, incluir-se-ia nessa modalidade de discurso, visto que objetiva o *tratamento* da loucura. Um outro grupo de escritos estaria situado em uma tradição bastante diferente: seriam as "loucuras como ciências", em que o autor conhece, por experiência própria, aquilo sobre o que está falando. Nessa modalidade de discurso sobre a loucura, o sujeito que o produz está nela implicado, falando, portanto, de *dentro* da experiência e deixando que ela impregne seu discurso, por assim dizer. Bastide situou, nesse grupo, os escritos de Auguste Comte, Fourier e Gérard de Nerval. Nesses dois últimos, especialmente, o discurso sobre a loucura exibia, na forma e no conteúdo, lampejos da própria. Robert Jungk (*apud* Bastide, 1972), aproximando uma possível visão contemporânea da loucura com aquela do romantismo, afirmou:

> "não se deveria jamais banir da ciência as intuições, as suposições, os devaneios, os relâmpagos do espírito, as visões, mas conferir-lhes um estatuto especial, análogo ao que as antigas sociedades reservavam para as predições dos visionários e dos profetas" (p.190).

A divisão entre "ciências da loucura" e "ciências ditadas pela loucura", levada a cabo por Bastide, parece encontrar correspondência naquela feita por Foucault (1961) entre a abordagem da loucura mediante as concepções *trágica* e *crítica*. A primeira estava presente na pintura de Bosch e Brueghel, entre outros, e manifestou-se, em épocas diferentes, nos escritos de Nerval, Nietzsche e Artaud, que já haviam sido precedidos, no que tange à linhagem, por *O Sobrinho de Rameau*, de Diderot. Do lado da concepção crítica situavam-se Brant e Erasmo, cuja "loucura", objeto de seu elogio, nada tinha a ver com o fenômeno da perda da razão. Tratava-se, isso sim, de uma apologia à liberdade e à felicidade do homem.

Bastide lembra que Comte e Gérard de Nerval conheceram crises de loucura, e Fourier, ainda que nunca tenha sido internado em um asilo para loucos, teve sua teoria considerada como efeito de suas manias, ou seja, ditada pela loucura. Seu modo de expô-la, aliás, assemelhava-se, sob muitos aspectos, aos delírios de um paranóico.

Curiosamente, Bastide incluiu o positivista Auguste Comte entre os autores dessas "ciências ditadas pela loucura". Para ele, a ligação de Comte com o romantismo — a despeito de seu apego à doutrina positivista — fê-lo perceber, a partir de sua experiência pessoal, que a loucura era capaz de traduzir-se em novas ciências. Foi assim que ele pôde fazer a apologia da poesia, propondo uma reabilitação do imaginário, bem como opor seu positivismo ao pensamento burguês. Se não chegou a ir tão longe, em seu pensamento, como fizeram Fourier ou Gérard de Nerval, isso se deveu à sua sólida educação científica, que o ensinou a reservar um lugar importante para a razão, ainda que juntamente com a imaginação e a afetividade.

"O Comte de nossos manuais, de modo geral, é apenas o Comte castrado, apresentado por Littré. Mas, mesmo que fiquemos *no Cours de philosophie positive*, não nos esqueçamos de que — como os românticos e em oposição aos filósofos do século das luzes, que viam na Idade Média somente a grande noite da inteligência humana — foi Auguste Comte quem deu ao impressionismo romântico a 'fórmula sociológica' indispensável à reabilitação da época medieval. Os poetas da sua época não podiam ter senão a nostalgia de um mundo fabuloso desaparecido, a dos potentes castelos e das catedrais, das cortes de amor e dos romances de cavalaria, inventando a respeito uma 'legenda dos séculos'. Mas Comte deu a essas nostalgias uma base científica e, pode-se dizer, por conseguinte, que foi (não apesar de seu positivismo, porém enquanto positivista) o 'teórico' do romantismo. Irei mesmo mais longe: não do romantismo enquanto reabilitação da Idade Média, mas ainda enquanto reabilitação dos poderes da imaginação e da afetividade" (p.190).

Bastide mostra como Fourier, nos textos do *Nouveau monde amoureux*, deixava transparecer, ora mais sutil, ora mais diretamente, os fantasmas edipianos subjacentes à sua obra. Arrancado dos estudos pela necessidade de ganhar a vida, Fourier constatou, por experiência própria, que a estrita fidelidade à ciência positiva trazia o risco de deter o próprio movimento da descoberta; portanto, era preciso incluir aí a experiência íntima dos homens, presentes no sonho e no amor. O amor, por ele compreendido como "paixão da insensatez", longe de representar uma alienação (concepção que se encontra, muitas vezes, no discurso das "ciências da loucura"), significava uma libertação. Fourier (*apud* Bastide, 1972) assim expressou seu inconformismo:

> "Se vossas ciências ditadas pela sabedoria serviram apenas para perpetuar a indigência e os dilaceramentos, dêem-nos antes ciências ditadas pela loucura, contanto que elas acalmem os furores do povo e aliviem suas misérias" (p.193).

Fourier tomava o termo *loucura* em sua acepção popular, e não naquela que a medicina lhe emprestou. Ao construir sua ciência da loucura, ele submeteu-a, curiosamente, a métodos que não coincidiam exatamente com aqueles da ciência ordinária. Desse modo, Fourier trilhou o caminho da insensatez, mas não da perda da razão. Tratava-se de um "método de direção no desenvolvimento das paixões", uma espécie de bússola análoga às matemáticas e, em especial, à música, que lhe permitia fazer um distribuição das paixões em séries ou grupos, aproximando-se da aritmética. Neste caminho, ele se aventurou, na obra *Le nouveau monde amoureux*,

> "no domínio do maravilhoso, dos milagres, das magias e do encantamento a que ele chegue, com seus antileões,

suas antibaleias, seus arquibraços, 'a cura do nosso sol e a incorporação dos planetas', a colocação em ordem do sistema planetário no qual Júpiter ascende de nível enquanto outros planetas perdem seus *status* privilegiados" (Bastide, p.194).

Mas, se Fourier permaneceu na utopia de uma ação dinâmica e criativa, Gérard de Nerval ultrapassou-o, trazendo para sua obra o mundo do sonho, exatamente do sonho que a psiquiatria de plantão à sua época identificava com o delírio onírico dos doentes mentais. Foi assim que ele se situou em um movimento de revalorização do sonho, idealizado principalmente pelo romantismo alemão. Segundo Jacques Bousquet (*apud* Bastide, 1972),

"Novalis, Hoffmann, Nerval, Baudelaire, Rimbaud e, hoje, todos os surrealistas reconhecem abertamente a loucura como seu ideal. Na verdade, não se trata de desacorrentar o homem, mas de desacorrentar o universo, tal como o vê o homem considerado normal; assim, a liberdade das coisas é a verdadeira libertação romântica e surrealista" (p.196).

Gérard de Nerval, unindo seus sonhos e seus delírios em um mesmo sistema de imagens, procurou dar-lhes um outro sentido em sua vida desperta, na qual a produção onírica e delirante tinha força de permanência. Em sua "ciência da loucura", era a imaginação que produzia um novo método de conhecimento, fazendo com que o ilogismo do sonho e do delírio adquirisse uma outra lógica, mais penetrante. A exemplo dos românticos, Nerval queria, com sua teoria, aproveitar o potencial presente no sonho e no delírio para lançar as bases de uma nova fonte de conhecimentos, impedindo que a ciência viesse a se tornar a última "dança macabra".

Ocorre que, no final das contas, o romantismo não subsistiu. O cenário ocupado pela imaginação viria a dar lugar ao cenário da ação; os progressos técnicos rapidamente transformaram-se em promessa de felicidade, e os projetos que não encontrassem viabilidade nesse novo espírito de triunfo do primeiro capitalismo industrial estavam condenados ao fracasso. Foi nesse clima que a abordagem organicista veio a prevalecer na esfera das ciências da loucura. A ordem passou a ser, então, diagnosticar e tratar dessas doenças da imaginação...

A apropriação da loucura pela medicina

A preocupação em estabelecer um corpo de conhecimentos sobre a loucura remonta, como já vimos, à Antigüidade[1]. A loucura foi, durante quase toda a história, objeto de abordagem da literatura, da filosofia e da medicina. Mas houve um momento em que a medicina capturou-a para si. A partir daí, passou-se a falar em uma "ciência da loucura" propriamente dita, a saber, a psiquiatria.

Durante o Renascimento, a loucura — em sua concepção trágica — esteve ligada às experiências maiores no mundo da arte e do pensamento. Mas, como mostrou Foucault (1961), ela acabou por herdar o lugar da lepra e da doença venérea no mundo da exclusão, o que se concretizou pela prática da internação que teve lugar a partir da metade do século XVII. No século XVII foram criadas, na Europa, várias casas de internação, e, em Paris, mais de um por cento da população viu-se trancada em alguma delas por algum período.

Nesse momento histórico, apontado por Foucault como aquele que marcou a passagem de uma concepção trágica para uma concepção crítica da loucura, o louco perdeu o lugar que ocupava no convívio social, indo habitar o interior dos muros da psiquiatria, por força da lei; ele passou a ser, então, um verdadeiro "caso de polícia". Nesse primeiro momento, a psiquiatria não constituía exatamente uma ciência, uma vez que o modelo da internação pendia mais para um procedimento policial do que propriamente médico. A exclusão era um fim em si mesmo.

Foi com o seu "grandioso" florescimento no século XIX que a psiquiatria procurou alçar vôo para um lugar onde pudesse legitimar-se como uma verdadeira ciência médica. Não se pode esquecer que, antes dessa captura da loucura pela medicina, ela fora objeto de outros domínios, tais como a filosofia e a religião, que cederam lugar à sua medicalização. Na Idade Média, o poder sobre ela era exercido pela Igreja, amparada pelas teorias demonistas que procuravam dar conta de sua etiologia. Em uma outra vertente, Kant já protestara, no século XVIII, contra o poder que a medicina assumia sobre o tema da loucura, para ele, domínio da filosofia (Swain, 1977).

---

1. Ver capítulo I, seção "Tentativas de compreensão da loucura através da história: os enfoques mitológico-religioso, psicológico e organicista".

O problema da legitimação de seu poder sobre a loucura trazia, para a psiquiatria, a necessidade de resolver uma tarefa deveras difícil, que era a de fundamentar cientificamente a prática da exclusão e da moralização, forçando a crítica do desvio a incluir-se em uma "racionalidade médica". Daí a necessidade de tantos malabarismos teóricos para justificar essa expansão de seus domínios... Para a psiquiatria, urgia encontrar apoio em justificativas de ordem anatomofisiológicas a fim de constituir-se como verdadeira ciência médica, regida pela racionalidade inerente à biologia.

Assim, com a instalação dos hospitais onde os loucos eram internados, a psiquiatria pôde começar a substituir o caráter demoníaco da loucura, presente no modelo medieval, para fundar a figura da *doença mental*, termo necessário à sua inclusão no universo da medicina. Os médicos passaram, então, a catalogar tipos de loucos e seus sintomas, no afã de formular nosografias que expunham o louco "no jardim das espécies", em uma expressão de Foucault (1961). Assistia-se, assim, a uma mudança na concepção da loucura, que passou a ser definida como *doença mental*, em uma operação que Foucault viria a desvendar mais tarde como sendo a sua *determinação histórica*. Para tanto, ele procurou guiar-se pela própria história, deixando de lado as "verdades" científicas afirmadas pela psiquiatria com seu conceito de *psicopatologia*.

O cenário da psiquiatria européia foi dominado, até o início do século XX, pela França, onde floresceu a "escola clássica" de Paris, capitaneada por Pinel e depois por Esquirol. Essa escola psiquiátrica, de cunho empirista e racionalista, acabou por exercer definitiva influência nos rumos que a psiquiatria viria a seguir por muito tempo. Pinel (1745-1826) trabalhou nos hospitais Bicêtre e Salpetrière, em Paris, onde observava rigorosamente os pacientes, classificava-os em grupos nosográficos e formava seus sucessores na ciência do alienismo. A terapêutica por ele introduzida, explicitada no *Traité médico-philosophique sur l'aliénation mentale* (1809), prescrevia uma forma de tratamento moral para a loucura, entendida então como afecção ou paixão moral. O tratamento visava a uma reeducação do paciente, com o objetivo de corrigir as suas condutas inadequadas. O louco era, assim, encarado como uma espécie de criança: a criança da humanidade. Esse tratamento moral compreendia a cura da loucura como sendo o enquadramento do louco nos padrões éticos que ele havia perdido, quer por "motivos hereditários", quer pela "educação corrompida", pelos "desregramentos do modo de viver" ou pelas "paixões ardentes" que experimentou (Pessotti, 1994). O modelo de tratamento de Pinel fundamentava-se na internação. A exemplo do que pensava seu contemporâneo Tuke, na Inglaterra, o asilo deveria submeter o louco a um permanente controle social e moral. Pinel defendia uma exaustiva observação do comportamento do paciente a fim de promover um tratamento corretivo que contradissesse seus delírios ("erros" de juízo) e introduzisse um controle ético. A missão do hospital era, portanto, a de reeducar o louco para que ele voltasse a internalizar os bons valores do seu meio social.

O reinado desse modelo asilar perdurou por muito tempo na história do tratamento do doente mental. Demorou mais de um século e meio para que ele viesse a ser contestado por movimentos que defendessem uma outra visão tanto da doença mental como de seu tratamento. A instituição da reclusão do louco cruzou o oceano juntamente com os europeus, instalando-se, em nosso meio, nos conhecidos hospitais psiquiátricos brasileiros, transformados em verdadeiros depósitos de loucos[2].

Segundo Robert Castel (1978), exímio observador da cena psiquiátrica, Pinel representou um ponto crucial na metamorfose sofrida pela concepção de loucura, quando esta passou de problemática tangente à ordem pública para uma questão médica. Para ele, essa medicina mental que surgiu como *alienismo* foi, na verdade, a primeira figura da medicina social, que obteve sua vitória histórica pelo fato de não ter dissociado a trama médica — que lhe garantia a respeitabilidade científica — da trama social, representada pelos filantropos e reformadores do período pós-revolucionário que estavam à procura de novas técnicas assistenciais.

Esquirol (1772-1840), tido como aluno exemplar e herdeiro de Pinel, sucedeu a este no cenário da psiquiatria francesa. Foi, no entanto, mais organicista que seu mestre. Enquanto Pinel considerava as paixões como elementos centrais na etiologia da doença mental, Esquirol (1838), em seu mais importante tratado — *Des maladies*

---

[2]. O louco de rua, na acepção do presente trabalho, representa uma espécie de "sobrevivente" desse terremoto asilar; ele é o cidadão que permaneceu "solto", a perambular pelas ruas das cidades ou pelas estradas que cortam os campos. Não teve uma família que solicitasse sua internação e tampouco o acaso colocou o hospício em seu caminho. É bem verdade que, mesmo vivendo nessa ilha, o manicômio o rondou constantemente: é sempre possível saber de algum de seus pares que acabou indo parar em Barbacena, no Juqueri ou em outro qualquer dos nossos famigerados hospícios.

mentales considerées sous les rapports médical, hygiénique et médico-légal —, retornou à busca de substratos orgânicos para explicar a etiologia dos diversos quadros nosológicos que descreveu (a *lypemania*, a *monomania*, a *mania*, a *demência* e a *imbecilidade* ou *idiotia*). A identificação de cada um dos quadros era feita, fundamentalmente, pelo tipo e pela extensão da produção delirante encontrada no paciente, a exemplo do que já fizera Pinel com o intuito de distinguir entre a *mania* e a *melancolia*. Esquirol, diferentemente de Pinel, já foi um médico "especialista", visto que, com ele, se abriu a "carreira" de alienista propriamente dito.

A escola de Pinel e Esquirol formou um considerável contingente de médicos alienistas que os sucedeu. Morel, em 1860, criou o termo diagnóstico *démence précoce*, que viria a ser conhecida como *esquizofrenia* a partir de Bleuler. Magnan, continuando a obra de Morel, veio a elaborar a concepção de *loucura hereditária*.

Na Alemanha do final do século XIX também desenvolveu-se uma psiquiatria, forte concorrente da escola francesa de então. Já no início do século XIX, a psiquiatria germânica adquiriu importância, em um momento no qual ainda se desenvolvia dentro de um contexto cultural romântico, diverso do momento iluminista então vivido na França. Tratava-se da chamada *corrente mentalista* da psiquiatria, influenciada pelo irracionalismo romântico, que atribuía à empatia valor maior do que à razão. Para essa corrente francamente romântica, representada sobretudo por C.G. Carus, G.H. Von Schubert, Kerner, Kieser e Leupoldt, a *intuição* era superior à *experiência*, idéia que incorporava à psiquiatria a *Naturphilosophie* de Schelling.

Entre os anos de 1840 e 1860, no entanto, a Alemanha assistiu a uma reação somaticista, que levou a psiquiatria para os braços da neurologia. Griesinger destacou-se como um investigador das lesões do sistema nervoso que, presumivelmente, conduziam ao fenômeno da loucura, tendo sido sucedido por Westphal e Kahlbaum.

Kraepelin (1855-1926), herdeiro dessa tradição somaticista germânica, impôs sua nosografia da doença mental para além das fronteiras da Alemanha. Seus critérios diagnósticos para a doença mental baseavam-se na observação do curso natural da doença. Foi levando em consideração os aspectos evolutivos da doença que ele propôs uma dicotomia fundamental entre a psicose maníaco-depressiva e a *demencia praecox*.

Jaspers (1883-1969) aproximou a psiquiatria alemã da filosofia, inaugurando a corrente fenomenológica da psicopatologia, que propunha uma metodologia de abordagem dos fenômenos psíquicos isenta do *a priori*. No tratado *Psicopatologia geral*, Jaspers (1913) definiu o delírio como um "erro", em uma concepção que viria a exercer forte influência na psiquiatria, fazendo-se sentir até os nossos dias. As *idéias delirantes* seriam juízos patologicamente falsos e teriam três características básicas: *convicção extraordinária*, com certeza subjetiva, *ininfluenciabilidade* e *impossibilidade do conteúdo*. Essas *idéias delirantes* tinham como ponto de partida as chamadas *vivências delirantes primárias*, que consistiam de *percepções delirantes*, *representações delirantes* e *cognições delirantes*.

A filosofia do ser, de Heidegger, por sua vez, forneceu a visão existencialista como substrato às concepções psiquiátricas de um grupo de estudiosos, entre os quais destacaram-se Biswanger, Minkowski e Kunz.

Bleuler (1857-1939), psiquiatra suíço, entrou definitivamente para a história da psiquiatria ao cunhar a figura diagnóstica da *esquizofrenia*, em 1911, dando o devido crédito a seu antecessor Kraepelin. O delírio, para Bleuler (1924), não seria apenas um "erro", como na acepção de Jaspers, mas também uma "representação falsa".

Finalmente, para ficarmos apenas nos nomes mais lembrados da psiquiatria germânica, Schneider (1887-1967) deu seqüência aos estudos da esquizofrenia, mas teve como contribuição pessoal maior a descrição das chamadas *personalidades psicopáticas*, "pessoas que faziam sofrer a sociedade". Para ele, havia um grupo de psicoses com etiologia orgânica comprovável, por um lado, e transtornos de etiologia desconhecida, por outro. Ele procurava reconhecer esses grupos pela observação do processo vital, que se quebrava no caso das psicoses; no outro grupo de anomalias, não se verificava interrupção da continuidade histórico-vivencial (Louzã Neto e cols.).

A virada freudiana

A clínica psiquiátrica, surgida a partir de Pinel e de Esquirol, privilegiou o fenômeno do *delírio* como elemento central do recorte nosográfico. Por vezes, o delírio chegou mesmo a ser confundido com a própria loucura, fosse ele entendido como "erro de entendimento" (Jaspers, 1913), ou como "representação falsa" (Bleuler, 1924). O delírio, na tradição psiquiátrica, ocupa o lugar de uma espécie de defeito da razão, sendo considerado como algo *sem sentido*; o *sujeito psíquico* não estaria implicado em sua produção; ele seria, diante da tendência organicista da psiquiatria, um resíduo do pensamento do doente, isto é, a conseqüência de uma perturbação que, em última instância, se localiza no nível do corpo somático.

Segundo Joel Birman (1989), Charcot foi o ponto culminante da tradição psiquiátrica do século XIX. E foi exatamente com seu discurso que Freud veio a romper: no auge da tradição crítica da abordagem da loucura, a psicanálise apareceu, resgatando, em grande parte, a sua dimensão trágica. Desse modo, a psicanálise veio a ter um papel fundamental na mudança do modo de se encarar a loucura no imaginário ocidental do século XX.

Birman, no artigo *Freud e a crítica da razão delirante*, mostra, de forma magistral, a importância que as descobertas freudianas tiveram como operador discursivo na proposição de uma nova visão do estatuto do discurso delirante, que rompia completamente com a tradição psiquiátrica. Seguirei, aqui, sua linha de argumentação para demonstrar essa proposição.

Até o surgimento da psicanálise, a loucura era definida como *desrazão* e, portanto, ocupava um lugar de negatividade em relação a categorias importantes para a razão ocidental, tais como a de *sujeito*, *verdade* e *ciência*. A psiquiatria, ainda que tenha incorporado fragmentos do discurso psicanalítico ao produzir o discurso da *saúde mental*, continuou, na prática, a reservar para a loucura o lugar da exclusão. Foi a psicanálise, tomada aqui na sua radicalidade, que permitiu formular uma *crítica da razão delirante*, modo pelo qual a loucura se constituíra sob o olhar da psiquiatria do século XIX.

O ponto da teoria freudiana que possibilitou essa crítica foi a proposição fundamental de que a loucura é uma forma particular de o sujeito dizer a verdade[3]. Essa colocação teve como conseqüência a retirada da loucura da dicotomia verdade-erro, dentro da qual se compreendia o delírio a partir do advento de sua concepção *crítica*. Para a psicanálise, o *sujeito* enuncia-se pela sua *fala*; a loucura, assim,

---

3. Há uma passagem no artigo *Construções em análise* em que Freud (1937) afirma que todo delírio contém um fragmento de verdade histórica. A rigor, essa preocupação com o sentido (no caso, do delírio) já tinha suas raízes na idéia de Freud (1900) sobre o sentido do sonho. Para ele, tanto o delírio como o sonho (bem como o sintoma psiconeurótico) possuem sempre um significado oculto. Agradeço a Decio Gurfinkel por ter-me chamado a atenção para essa conexão.

insere-se, necessariamente, no plano da *linguagem*, sendo *uma maneira possível* de o sujeito enunciar a sua verdade. Esta foi a operação teórica por meio da qual a psicanálise retirou o discurso delirante do registro da *desrazão* para alçá-lo ao registro do *sentido*. Tal operação representou, no nível teórico, uma ruptura efetiva com o discurso da psiquiatria — que via no delírio apenas o *erro* — à medida que promoveu a legitimidade da fala do louco. Assim, apesar de a psicanálise ter nascido em pleno apogeu da concepção *crítica* da loucura, no final do século XIX, ela significou uma retomada da concepção *trágica* (no sentido que Foucault emprestou a esses termos). Isso ocorreu exatamente porque a figura clínica da histeria representava um impasse teórico para a razão médica, que se via impossibilitada de reduzi-la a uma problemática de ordem anatomopatológica.

"Se a filosofia de Kant se caracterizou historicamente como sendo a filosofia crítica, ao empreender as críticas da razão pura, da razão prática e do juízo, o discurso freudiano empreendeu decisivamente a crítica da razão delirante, pela superação dos fundamentos da racionalidade psiquiátrica que se sustentava na tradição crítica da loucura e que se originou na filosofia cartesiana. Com efeito, da mesma forma como a filosofia kantiana constituiu a denominada filosofia crítica ao destacar a implicação dos *a priori* existentes no sujeito cognoscente para a construção dos objetos do conhecimento e para delinear o horizonte daquilo que pode ser conhecido, estabelecendo então os fundamentos da revolução copernicana do conhecimento, o discurso freudiano colocou o sujeito no centro da construção delirante, questionando as bases da racionalidade psiquiátrica pela superação de seus pressupostos filosóficos e pela indicação dos impasses dessa racionalidade, para apreender a experiência da esquizofrenia" (Birman, 1989, p.20-21).

O discurso freudiano, ao colocar o sujeito como implicado no seu delírio, inaugurou um novo paradigma para sua compreensão, recolhendo-o do lugar de resíduo de uma doença — que, em última instância, se situava no domínio do corpo biológico — para compreendê-lo como trama que se tece no domínio da linguagem. O delírio, assim, deixou de ser — ao menos para a psicanálise — um erro de entendimento que surge em conseqüência de uma perturbação do corpo somático, ou seja, uma espécie de "defeito" da razão que faz dele uma produção sem sentido. Freud (1894), ainda cedo, já dera mostras de perceber, no fenômeno da psicose, a presença de uma defesa mais profunda do que a verificada na neurose. Ele afirmou, no artigo *As neuropsicoses de defesa*, que, nas psicoses alucinatórias — diferentemente do que ocorria na histeria e na neurose obsessiva —, o mecanismo de defesa utilizado era uma *rejeição* de fragmentos da realidade (e não o *recalque*), que implicava a produção de uma *alteração do ego*:

> "Há (*nas psicoses alucinatórias*) uma espécie de defesa, muito mais poderosa e bem-sucedida (*do que na histeria e na neurose obsessiva*). Aqui, o ego rejeita a idéia incompatível juntamente com seu afeto e comporta-se como se a idéia jamais lhe tivesse ocorrido. *Mas a partir do momento em que o tenha conseguido, o sujeito encontra-se numa psicose, que só pode ser qualificada com 'confusão alucinatória'* (...) O ego escapa da idéia incompatível; esta, porém, é ligada inseparavelmente a um fragmento da realidade, de modo que, à medida que o ego alcança esse resultado, ele se destaca também, parcial ou inteiramente, da realidade" (p.71-72).

Mas foi no caso de Schreber que Freud (1911) mostrou que a produção delirante se constrói como um discurso articulado, sendo uma forma de o psicótico enunciar a verdade de sua história e de seu desejo. O momento do delírio configura-se não como a dissociação psicótica propriamente dita, mas como o momento no qual o sujeito elabora uma tentativa de cura. Inicialmente, no processo psicótico, o sujeito retira das pessoas e do mundo em geral o investimento libidinal que lhes fora dirigido:

> "O fim do mundo é a projeção dessa catástrofe interna; seu mundo subjetivo chegou ao fim, desde o retraimento de seu amor por ele" (p.93-94).

Mas, em um segundo momento, o sujeito tenta reconstruir o mundo por meio de seu delírio, que é, assim, uma franca tentativa de restabelecimento:

> "E o paranóico constrói-o (*o mundo*) de novo, não mais esplêndido, é verdade, mas pelo menos de maneira a poder

viver nele mais uma vez. Constrói-o com o trabalho de seus delírios. A formação delirante, que presumimos ser o produto patológico, é, na realidade, uma tentativa de restabelecimento, um processo de reconstrução. Tal reconstrução após a catástrofe é bem-sucedida em maior ou menor grau, mas nunca inteiramente" (p.94-95).

Esse modelo proposto para o mecanismo psíquico da psicose, encontrado no caso de Schreber, foi reiterado no artigo sobre o narcisismo (Freud, 1914b). O momento psicótico propriamente dito seria o da retirada dos investimentos libidinais dos objetos. Já o momento da construção do delírio seria o da tentativa de recuperar os fragmentos do eu que se encontram estilhaçados; o sujeito tenta, por meio desse processo, reconstruir um mundo possível, que esteja em consonância com o seu desejo.

"De uma vez que a parafrenia com freqüência, se não geralmente, acarreta apenas um desligamento *parcial* da libido dos objetos, podemos distinguir três grupos de fenômenos no quadro clínico: (1) os que representam o que resta de um estado normal de neurose (fenômenos residuais); (2) os que representam o processo mórbido (afastamento da libido dos seus objetos e, além disso, megalomania, hipocondria, perturbações afetivas e todo tipo de regressão); (3) os que representam a restauração, nos quais a libido é mais uma vez ligada a objetos, como numa histeria (na demência precoce ou na parafrenia propriamente dita), ou como numa neurose obsessiva (na paranóia). Essa nova catexia libidinal difere da primária por partir de outro nível e sob outras condições" (p.103).

No artigo *Neurose e psicose*, Freud (1923) voltou a manifestar interesse pelo tema da psicose, definindo-a, então, em termos somente possíveis a partir da proposição da segunda tópica do aparelho psíquico, isto é, como expressão de um conflito entre o ego e o mundo externo. O ego produziria, assim, um afastamento da realidade e procuraria reconstruir o mundo nos moldes do desejo absoluto, que fora contrariado por uma séria e insuportável frustração:

"Na amência não apenas é recusada a aceitação de novas percepções; também o mundo interno, que, como cópia do mundo externo, até agora o representou, perde sua significação (sua catexia). O ego cria, autocraticamente, um novo mundo externo e interno, e não pode haver dúvida quanto a dois fatos: que esse novo mundo é construído de acordo com os impulsos desejosos do id e que o motivo dessa dissociação do mundo externo é alguma frustração muito séria de um desejo, por parte da realidade — frustração que parece intolerável. A estreita afinidade dessa psicose com os sonhos normais é inequívoca. Uma pré-condição do sonhar, além do mais, é o estado de sono, e uma das características do sono é o completo afastamento da percepção e do mundo externo" (p.191).

No artigo *A perda da realidade na neurose e na psicose*, no qual deu prosseguimento a essa discussão, Freud (1924) afirmou que, tanto na neurose como na psicose, se encontra um afastamento da realidade. Mas esse afastamento seria de natureza diferente em cada uma das estruturas psíquicas:

"...a diferença inicial assim se expressa no desfecho final: na neurose, um fragmento da realidade é evitado por uma espécie de fuga, ao passo que na psicose ele é remodelado. Ou poderíamos dizer: na psicose, a fuga inicial é sucedida por uma fase ativa de remodelamento; na neurose, a obediência inicial é sucedida por uma tentativa adiada da fuga. Ou ainda, expresso de outro modo: a neurose não repudia a realidade, apenas a ignora; a psicose a repudia e tenta substituí-la" (p.231).

Em *O mal estar na civilização*, Freud (1930) apresentou a *fuga para a psicose* como uma alternativa entre as várias possibilidades de defesa que o homem encontra na tentativa de minimizar o sofrimento proveniente das imposições da vida em civilização. Conforme já sugeri em outro trabalho (Ferraz, 1994a), Freud fez, nesse texto, uma "abordagem cultural" da experiência da loucura:

"Sem tocar explicitamente nos mecanismos psíquicos de cunho metapsicológico presentes no fenômeno da psicose, Freud expressa, no entanto, um ponto de vista psicanalítico mesclado a uma visão quase que antropológica da loucura. Deste modo, o louco seria aquele que, tal como o eremita, 'considera a realidade como a única inimiga' e, assim, rejeita o mundo e tenta recriá-lo em sua fantasia, dele eliminando os aspectos inaceitáveis, que são substituídos por outros que se adequam aos seus desejos. Mas, lembrando da dor experimentada pelo louco, Freud adverte que a realidade é demasiado forte para quem se lança por este caminho: o louco é alguém que, 'na maioria das vezes, não encontra ninguém para ajudá-lo a tornar real o seu delírio'" (p.93).

Finalmente, no artigo *A divisão do ego no processo de defesa*, Freud (1938) veio a falar de um importante mecanismo defensivo presente nos fenômenos da psicose e do fetichismo. Trata-se da coexistência, no ego, de duas atitudes contraditórias que, contudo, aí persistem lado a lado; uma delas leva em consideração as indicações da realidade (que contrariam as exigências pulsionais), enquanto a outra nega essa mesma realidade e se esforça por substituí-la por um produto do desejo.

Para concluir, no entanto, deixarei de lado maiores considerações sobre esses momentos da abordagem da psicose na teoria freudiana. O que mais interessa, aqui, é que o modelo psicanalítico do estatuto do discurso delirante não deixou margem a uma conciliação com o modelo psiquiátrico, visto que prescindiu do corpo anátomo-fisiológico como lugar último de onde a loucura emerge. A origem e o significado desta encontram-se no reino da linguagem, e só aí é que se pode tocá-la. Para Bleuler, por exemplo, o saber psicanalítico poderia interpretar alguns conteúdos da experiência psicótica, mas não poderia jamais apreender o processo da esquizofrenia propriamente, visto que este se inscreveria na ordem orgânica. Até mesmo Jung, observador minucioso dos conteúdos do delírio, remetia a etiologia da psicose a algum fator desconhecido de origem tóxica, o que mantinha inalterada a essência da fórmula psiquiátrica.

Como não poderia deixar de ser, a radicalidade da proposição freudiana veio a se refletir na técnica e na ética psicanalíticas, pautadas sempre, em primeiro lugar, na busca da verdade do sujeito.

"A conseqüência necessária dessa formulação freudiana é a *inversão* completa dos postulados da razão psiquiátrica, pois, se para essa o delírio é um resíduo eliminável porque desprezível da psicose, devendo ser por isso mesmo *silenciado* pelo ato terapêutico (*para a psicanálise*), que sustenta o delírio como uma forma de enunciação da verdade pelo sujeito, o delírio é uma *tentativa de cura*. Portanto, para o discurso freudiano a formação delirante deve ser escutada e decifrada como qualquer outra formação psíquica, não podendo pois ser silenciada como uma forma de desrazão" (Birman, 1989, p.24).

A psicanálise pós-freudiana concedeu um lugar importante às ampliações da teoria da psicose, bem como do tratamento psicanalítico de psicóticos. A escola inglesa, especialmente, dedicou-se com afinco a esse campo de estudo, primeiramente com Melanie Klein, depois com Bion, Rosenfeld, Hanna Segal, Joan Rivière e Winnicott, entre outros.

Lacan (1955-1956), por sua vez, foi um autor que procurou resgatar a radicalidade freudiana na concepção do estatuto e da função do delírio. Para ele, os fenômenos elementares do mundo mental do sujeito encontram-se subjacentes ao conjunto da construção do delírio. As forças que trabalham no fenômeno do delírio são, assim, as próprias forças estruturantes do sujeito, quer se tome o delírio em cada uma de suas partes, separadamente, quer se o tome em sua totalidade. Essas forças se fazem presentes nos níveis da composição, na motivação e na tematização do discurso delirante. Nesse sentido, a proposição freudiana do delírio como um modo de o sujeito exprimir sua verdade foi corroborado por Lacan, que via o sujeito psíquico ancorado no domínio da pura linguagem:

> "Encontramos também no próprio texto do delírio uma verdade que lá não está escondida, como acontece nas neuroses, mas realmente explicitada, e quase teorizada. O delírio a fornece, não se pode mesmo dizer a partir de quando se tem a chave dele, mas desde o momento em que o tomamos por aquilo que ele é, um duplo, perfeitamente legível, do que aborda a investigação teórica" (p.37-38).

A psicanálise lacaniana, no afã de demonstrar o aforismo que rezava que *o inconsciente se estrutura como uma linguagem*, apoiou-se na teoria *neo-estruturalista* da linguagem. Lacan promoveu, com essa ligação, a chamada "virada linguística" da psicanálise. Segundo Jurandir Freire Costa (1994a), no entanto, é possível articular o pensamento freudiano com uma outra filosofia da linguagem, a *pragmática*, retomando-se a virada lingüística sob um outro ponto de vista bastante diferente. Apoiado em Wittgenstein, Davidson e Rorty, Costa critica a linguagem como "estrutura invisível" presente no lacanismo e propõe que, para a psicanálise, seria mais proveitosa uma articulação com uma teoria da linguagem que a concebesse como uma *habilidade*, que pode ser diversificada e atender a diversos usos. Tal concepção de linguagem tem origem na filosofia de Wittgenstein (1953), que postulava a existência dos *jogos de linguagem*: para ele, a linguagem funcionaria com seus usos, não cabendo, portanto, indagar sobre os significados das palavras, mas sobre suas funções práticas[4].

Não cabe, aqui, entrar em detalhes da controvérsia entre o neo-estruturalismo e a pragmática da linguagem. Esse pequeno preâmbulo foi feito apenas para mencionar, agora, uma interessante idéia sobre o delírio que se extrai da ligação entre o pensamento freudiano e a pragmática da linguagem, esforço que tem sido feito, em nosso meio, por Costa e colaboradores. Assim, Otávio Serpa Jr. (1994) propõe, para o delírio, o estatuto de um *jogo de linguagem*, no sentido wittgensteiniano da expressão. O delírio é, dessa forma, retirado do lugar que lhe foi reservado pela tradição psiquiátrica, quando se busca medir a extensão do "erro" ou da "falsidade" nele existentes. Em vez de privilegiar a verdade ou a falsidade das proposições do "louco", segue-se a indicação da pragmática da linguagem de procurar, nessas mesmas proposições, o significado dado pelo *uso*.

> "A linguagem está em ordem; tudo o que precisamos é jogar sem trapaças. Seguirmos as regras prescritas para cada jogo, sabendo que, mudando as regras, jogamos outro jogo. (...) O sem sentido não decorre, portanto, de mudar as regras do jogo, mas de aplicar as regras de um jogo em outro. (...) Este 'aplicar as regras de um jogo em outro' evoca aquele momento do delírio em que tudo parece ter perdido seu sentido habitual, e a saída deste momento de trapaça no jogo se dá quando se pode então, esclarecendo

---

4. Lyotard (1986) enumera três características intrínsecas aos jogos de linguagem, que são: 1. suas regras são objeto de um contrato — explícito ou não — entre os jogadores; 2. na ausência de regras não pode existir jogo, pois a modificação em uma regra modifica a própria natureza do jogo; e 3. "todo enunciado deve ser considerado um 'lance' feito num jogo", do que se depreende que falar é combater, no sentido de jogar.

as novas regras, jogar um novo jogo, 'falar de outra coisa', de uma 'nova significação', 'abrir caminho para o sentido' (p.232).

Sobre a dificuldade da apreensão do sentido do discurso delirante, que concerne, em última instância, à nossa própria possibilidade de contato com o psicótico, afirma Serpa Jr.:

"Geralmente o delírio é um jogo que se joga só; é de fato um 'jogo de paciência'. Talvez resida aí uma das maiores dificuldades em aceitá-lo ou entendê-lo. Nós não somos efetivamente convidados a jogar, conhecermos sequer as suas regras — e quando aprendemos algumas delas é por nosso próprio esforço de dedução; elas não nos são jamais explicitadas. (...) Quisemos discutir uma vida, muitas vidas, que se organizam em torno de usos particulares das palavras, em torno de jogos com regras confusas, por vezes contraditórias, mas que dão lugar a significados inusitados, que vão até onde a linguagem pode ir, e 'lá' é sempre mais longe do que a gente poderia imaginar" (p.232-233).

A etnopsiquiatria

Além da psicanálise, uma outra vertente das "ciências da loucura" teve um papel importante na crítica da psiquiatria. Trata-se da *etnopsiquiatria*, que se apoiou nos achados da etnologia para mostrar que toda cultura cria seu modelo de *norma*, concebendo o desvio como sendo o seu contraponto.

A partir da expansão européia que resultou nos "descobrimentos" de outras terras e de outras culturas, alguns exploradores, viajantes-historiadores e missionários manifestaram sua surpresa ante o contato com modalidades de comportamento tão estranhas à civilização européia. Aí se incluía a surpresa diante de "patologias" também exóticas, como o *amok* dos malaios, descrito no século XVII:

"Um belo exemplo de 'modelo de inconduta' oferecido como forma hegemônica — e bem estruturada — de loucura, ainda que não beneficie sua vítima com qualquer privilégio advindo do reconhecimento do *status* de louco, a não ser simbólico, é a corrida do *amok* entre os malásios. Trata-se de uma crise de loucura furiosa e assassina, onde o sujeito sai em corrida desenfreada, com um punhal (*kris*) na mão, podendo atingir um membro de seu próprio grupo. Um corredor de *amok*, mesmo transpassado por uma lança, ainda é capaz de se aproximar de seu adversário e matá-lo. Um grito de '*Amok*! *Amok*!' constituía um sinal social ao qual os malásios reagiam um pouco como nós reagimos a uma sirene de alarme. A maneira clássica de acabar com uma crise de *amok* consistia em matar o corredor. Conta-se que o exército americano adotou a pistola calibre 45, ao invés de 38, pois esta era insuficiente para derrubar um corredor de *amok*, ainda que o atingisse no ventre ou no tórax" (Pelbart, 1989, p.194).

Apesar do volume de observações realizadas, a *etnopsiquiatria* propriamente dita, como um ramo autônomo da psiquiatria, veio a surgir somente no final do século XIX e início do século XX, impulsionada por Kraepelin, psiquiatra alemão que visitou Cingapura e a Indonésia a fim de verificar se aí se encontravam as mesmas patologias mentais conhecidas pela psiquiatria ocidental. Suas observações resultaram no livro *Vergleichende Psychiatrie* (Psiquiatria Comparada), publicado em 1904 (Jaccard, 1981).

Como já vimos anteriormente, a tradição sociológica de Durkheim foi assimilada pela antropologia americana, levando uma estudiosa como Ruth Benedict (1934) a mostrar que cada cultura propõe a seus membros determinados padrões (*patterns*) privilegiados de conduta[5]. As pessoas que mais se aproximam desses padrões, de modo espontâneo, são consideradas normais; aquelas que deles se desviam são consideradas anormais. Ora, esse ponto de vista corrobora a idéia da determinação social da loucura, negando a entidade psiquiátrica da *doença mental*. Foucault (1954) mostrou, apoiado nesse achado antropológico, como o próprio desvio encontra-se previsto no programa da norma. É assim que a loucura tende a se contrapor, exatamente, aos valores mais caros à razão inerente à cultura na qual ela brota. O etnopsiquiatra Georges Devereux (1970) demonstrou que, em cada cultura, há uma forma

---
5. Ver capítulo I, seção "Em busca de um sentido para a loucura".

"correta" de ser louco, ou melhor, de ser reconhecido como tal, visto que o desvio, logicamente, está definido pela própria norma do qual é uma variação.

"Todas as pesquisas etnopsiquiátricas confirmam que a maioria das culturas possui um ou mais modelos de loucura: o *cão-doido-que-quer-morrer* dos índios das planícies da América do Norte, o *berserk* dos vikings, o *amok* e o *latah* dos malaios, o *koro* dos chineses, a esquizofrenia ocidental, o tarantismo da Itália meridional, o *windigo* de certas tribos índias do Canadá, etc." (Jaccard, 1981, p.29).

A etnopsiquiatria, ao postular a existência dessa espécie de "fórmula" de enlouquecimento presente em cada cultura, apontou para o fato de que o sintoma tem um sentido que não se esgota nele próprio, mas possui, antes, uma função para o próprio desviante e para o grupo social no qual emerge e para o qual se destina. Devereux (1970) admitia a loucura como um fenômeno de *status* etnológico, sendo louco, portanto, aquele que a sociedade reconhece como tal. Para ele, a teoria psicanalítica poderia fornecer o aparato necessário à leitura da psicopatologia em todas as culturas, cabendo à etnopsiquatria a tarefa adicional de procurar compreender como cada cultura organiza e dispõe do material étnico para dar ocasião à manifestação de tal psicopatologia.

É assim que, precedendo a antipsiquiatria, Devereux pôde compreender a esquizofrenia como a desordem étnica privilegiada da sociedade ocidental, visto que o homem "normal" da cultura na qual surge o esquizofrênico é esquizóide por excelência. O esquizofrênico, para a etnopsiquiatria de Devereux, nada mais fazia que intensificar os traços de comportamento mais característicos da civilização que o rodeia, que seriam:

"— sexualidade restrita à fornicação, sem conteúdo afetivo, ou, mais prosaicamente, incapacidade de amar;
— fragmentação das relações humanas e do engajamento social; atividades compartimentadas, parciais, por vezes incompatíveis entre si, que geram a impessoalidade e o esfacelamento;
— pseudo-racionalismo cientificista que encobre ou justifica o imaginário;

— puerilização do comportamento (a sociedade prolonga ao máximo a infância e cria adultos dóceis e infantis);
— perda do sentimento de identidade, despersonalização (inclusive borramento das diferenças sexuais)" (Pelbart, 1989, p.199-200).

Esse tipo de visão do desvio, como sendo a exacerbação da própria norma, não escapou a Foucault (1961), que, fazendo um raciocínio similar ao de Devereux, afirmou que a sociedade costuma manifestar-se nos seus doentes, não cabendo à doença um lugar de oposição à cultura, mas sim de homologia. Isso quer dizer que o desvio só pode existir se reportado à norma, ou, ainda, que a razão, em um determinado momento histórico, necessitou da desrazão para constituir-se e afirmar-se como tal.

A antipsiquiatria

No rol das ditas "ciências da loucura", eu não poderia deixar de mencionar um movimento que deixou marcas profundas no trato da psicose: trata-se da *antipsiquiatria*, cujas conseqüências se fazem sentir, indelevelmente, no discurso contemporâneo sobre a loucura. A antipsiquiatria, representada principalmente por David Cooper (1967), Ronald Laing (1960) e Thomaz Szasz (1972, 1976 e 1980), constituiu a maior crítica já feita à psiquiatria que repousa suas asserções sobre os pressupostos epistemológicos positivistas.

Szasz (1972) combateu o conceito organicista de *doença mental*, tentando mostrar que ele não passava de uma construção ideológica que, ao remeter a loucura ao campo de afecção do cérebro, buscava ignorar os contextos ético e social dos "problemas do viver". Ele argumentava, ainda, que a própria expressão *doença mental*, usada na acepção de *doença da mente*, transferia, de maneira simplista, um modelo do universo orgânico para a área da experiência e do comportamento. O diagnóstico de *doente mental* conteria, na verdade, um julgamento moral do comportamento do indivíduo desviante, que seria tomado por doente em virtude de não conseguir entrar em harmonia com os interesses da sociedade. Dessa forma, Szasz combateu a internação compulsória de pacientes em hospitais psiquiátricos.

Cooper (1967), no livro *Psiquiatria e antipsiquiatria*, criticou a "importação" do método das ciências naturais feita pela psiquiatria. Com isso, ele questionou, no fundo, a própria pertinência da loucura ao domínio da ciência médica:

> "...existem certos princípios das Ciências Naturais que foram importados sem qualificação, por alguns pesquisadores, para o campo das ciências do homem (ou Ciências Antropológicas), e foram, então, proclamados como desideratos, se não essenciais ou pré-condições de qualquer estudo que se pretendesse científico. Esta tendência conduziu a infinita confusão metodológica e a repetidas tentativas de provar coisas em termos nos quais a 'prova' constitui uma impossibilidade *a priori* neste campo" (p.19).

Para Cooper, a aplicação da metodologia das ciências naturais ao campo da antropologia (que deveria, segundo ele, incluir a abordagem da loucura) invalida o conhecimento psiquiátrico, visto que as premissas epistemológicas que o embasam estão, de saída, equivocadas. Como exemplo, ele mostrou que um dos critérios da ciência positiva, que é o da *repetibilidade*, é impossível quando o fenômeno que está em questão é uma situação histórico-vital de um indivíduo ou de um grupo. Além disso, a *racionalidade* das teorias causalistas — a *racionalidade analítica* da ciência natural — exclui a compreensão da interioridade das pessoas. A compreensão da loucura exige, para Cooper, a *racionalidade dialética*, que unifica o ato de conhecer e o objeto conhecido. Conhecer o objeto, no caso das ciências humanas, englobaria o próprio ato de constituir critérios adequados para a verdade das asserções acerca de tal objeto.

> "Numa ciência de interação pessoal, diferentemente (*das ciências naturais*), a perturbação recíproca entre observador e o observado é não só inevitável em todos os casos, mas é esta perturbação recíproca que suscita os fatos primários em que a teoria se baseia, e não as entidades pessoais perturbadas ou perturbadoras" (p.19).

Cooper, aplicando ao estudo da esquizofrenia suas premissas epistemológicas, procurou compreender a problemática do esquizofrênico fora do campo da doença orgânica, para remetê-la à desordem familiar, da qual ele seria apenas o emergente:

"Chega-se a ser tentado a meditar sobre a atrevida hipótese de que, nas famílias 'psicóticas', o membro identificado como paciente esquizofrênico está tentando, por meio do seu episódio psicótico, livrar-se de um sistema alienado e é, por conseguinte, em certo sentido, menos 'doente' ou, no mínimo, menos alienado do que o descendente 'normal' das famílias 'normais'" (p.57).

Laing (1960), no livro *O eu dividido*, também fez uma crítica aos fundamentos do método da psiquiatria. O estudo da loucura estaria, para ele, inserido em uma "ciência das pessoas", para a qual propôs fundamentos existenciais-fenomenológicos:

"A maneira de agir em relação a um organismo é diversa da maneira de agir em relação a uma pessoa. A ciência das pessoas é o estudo do ser humano, que tem início com o relacionamento com o outro como pessoa e passa a apresentar o outro ainda como pessoa" (p.20).

Laing denunciou aquilo que via como grave erro da psiquiatria, que era a facilidade de se apontar o desvio do psicótico como falha no ajuste social, ou de encará-lo como inadaptação, falta de *insight* ou perda de contato com a realidade.

Finalmente, cabe lembrar que, na prática, o posicionamento da antipsiquiatria, como não poderia deixar de ser, teve um impacto político e cultural bastante significativo, que se traduziu em um movimento antimanicomial e de reivindicação de direitos humanos e políticos para os pacientes psiquiátricos, sobretudo para aqueles internados contra sua vontade. Franco Basaglia (1968), na Itália, assumiu de modo corajoso essa bandeira, liderando as pressões que conduziram à célebre decretação do fechamento dos manicômios a fim de que os psicóticos tivessem pleno gozo de sua cidadania e direito ao tratamento em regime ambulatorial. Ainda que muitos tentem reduzir a imagem desse movimento a algo datado, é indiscutível que ele alterou a concepção de nossa cultura contemporânea acerca da loucura e do louco.

Robert Castel (1987), ainda que colocando de forma clara os limites da antipsiquiatria, lembra que a popularização da temática da loucura por ela empreendida teve o mérito de retirar a loucura de seu confinamento no mundo médico e institucional e de conduzi-la à imprensa e ao mundo em geral. Esse fato, por si só, implicou o debate sobre uma deontologia até então restrita ao profissional. Houve, na verdade, uma intrusão de um olhar crítico exterior sobre a prática psiquiátrica. Quanto às limitações da visão antipsiquiátrica, Castel reporta-as ao saldo frustrante do movimento, que não obteve um êxito compatível com o porte de suas premissas. A violência da instituição totalitária foi substituída por um tratamento consistente em pouquíssimas instituições. Em muitos casos, infelizmente, não se encontraram condições de oferecer uma alternativa séria ao tratamento manicomial do louco.

Comentário final

A psiquiatria contemporânea tem-se caracterizado pelo retorno ao radicalismo organicista. A psiquiatria biológica ganhou um *status* importante na esfera da medicina, e a década de 90 foi considerada pela Organização Mundial da Saúde como a "década do cérebro". Obcecados no afã de encontrar uma explicação orgânica para tudo o que se refere à esfera do psíquico, pesquisadores alardeiam ora a descoberta do "gene da esquizofrenia", ora a do "gene do homossexualismo" e, em outras tentativas, buscam a correlação entre as medidas anatômicas do hipotálamo e as preferências sexuais, e assim por diante... A psicofarmacologia, por seu turno, tem-se desenvolvido a passos largos e, é inegável, pode trazer benefícios para o sofrimento das pessoas, ainda que também possa vender ilusões.

O desenvolvimento da ciência biológica no campo dos processos nervosos é, evidentemente, fundamental e bem-vindo. Mas não justifica a arrogância daqueles que querem, com isso, proclamar a morte da abordagem psicológica da loucura ou de qualquer outro processo mental. A revolução freudiana da descoberta do sentido do sonho veio para ficar, embora haja muitos "homens da ciência" que sequer suspeitam de seu alcance.

Psiquiatras prudentes, no entanto, por mais que depositem esperanças no avanço da pesquisa biológica em direção à ampliação do conhecimento da etiologia das "doenças mentais", não ousam deixar de levar em consideração as vertentes psicológicas e sociais:

"A abordagem biológica não exclui a necessidade de um conhecimento da psicodinâmica dessa pessoa (*doente mental*). A busca de modelos integrativos que superem a tradicional dicotomia mente-cérebro é ainda um desafio para o futuro" (Louzã Neto e cols., 1995, p.21).

Mas enquanto a ciência trilha seu justo caminho, eu, de minha parte, prefiro ficar com o comentário irônico de Szasz (*apud* Jaccard, 1981):

> "Quem acredita ser Jesus, ou quem acredita ter descoberto um remédio contra o câncer (sem ser esse o caso), ou quem se acredita perseguido pelos comunistas (sem ser esse o caso), terá suas convicções, provavelmente, interpretadas como sintomas de esquizofrenia. Mas quem acreditar serem os judeus o povo eleito, ou ser Jesus o filho de Deus, ou ser o comunismo a única forma de governo científica e moralmente justa, terá suas convicções interpretadas como produto daquilo que é: judeu, cristão, comunista. É por isso que acredito que só descobriremos as causas químicas da esquizofrenia quando descobrirmos as causas químicas do judaísmo, do cristianismo e do comunismo. Nem antes, nem depois" (p.56-57).

Capítulo IV

Do louco de rua ou da loucura de domínio público

Definição e caracterização do louco de rua com a ajuda da literatura

O conceito de "louco" tomado em consideração neste trabalho não se restringe ao que, na psiquiatria, ou mesmo na psicanálise, se costuma chamar de "psicótico". Interessa-me muito mais a concepção popular de loucura, ou seja, o "louco" deste trabalho é o sujeito socialmente reconhecido como tal. Evidentemente, há algumas características que o levam a ser enquadrado nessa categoria, tal como a presença — não necessária — de um discurso que se reconheça como "delirante" ou alguma outra forma de "desvio" em relação aos preceitos da razão comum. Por mais simples que pareça esse critério, ele é fundamental na delimitação de meu objeto de investigação: para efeito desta abordagem, louco, doido ou maluco é aquele assim designado no seio de sua comunidade. Uma fala do *sobrinho de Rameau*, de Diderot (1761), deixa claro esse ponto de vista:

> "Não caio nunca, e por uma simples questão de proporção, pois, para uma vez que se deve evitar o ridículo, felizmente há cem outras em que é preciso lançar-se nele. Junto aos grandes não há melhor papel do que o de um louco. Durante muito tempo houve o título de louco do rei. Que eu saiba, nunca houve o de sábio do rei. Sou o louco de Bertin e de muitos outros, o vosso talvez, neste momento. Ou quem sabe se vós sois o meu? Aquele que fosse sábio não teria um louco; portanto, o que tem um louco não é sábio. Ora, se não é sábio talvez seja louco, e talvez, se fosse rei, o louco de seu louco. Além disso, lembrai-vos de que, num assunto tão controvertido como o dos costumes, nada há que seja absoluta, essencial e geralmente verdadeiro ou

falso, mas que se deve ser aquilo que o interesse deseja que sejamos: bom ou mau, sábio ou louco, decente ou ridículo, honesto ou vicioso. Se, por acaso, a virtude tivesse conduzido à fortuna, eu teria sido virtuoso ou simulado a virtude como outro qualquer. Quiseram-me ridículo, assim me fiz. Quanto aos vícios, a despesa ficou por conta da natureza. Quando digo vicioso, digo-o apenas para falar vossa língua, pois, se viéssemos a nos explicar, poderia ocorrer que chamásseis vício o que chamo virtude, e virtude o que chamo de vício" (p.63-64).

É evidente que, por mais que desejássemos traçar o perfil deste louco sem um compromisso estrito com a nosografia psiquiátrica, ainda assim não nos afastaríamos demais da noção de *psicose*, visto que, se os casos abordados neste estudo fossem submetidos a um diagnóstico, seria grande a probabilidade de serem reconhecidos como psicóticos ou portadores de uma síndrome psiquiátrica qualquer. O conceito de loucura expresso por Joel Birman (1989) ajusta-se perfeitamente às figuras de que tratarei neste trabalho:

"...por loucura não entendemos apenas a experiência das psicoses, mas o conjunto de experiências mentais que rompem de alguma maneira — direta ou indiretamente, total ou parcialmente — com o *universo da razão*. Assim, apesar de encontrar nas psicoses a sua maior e mais expressiva realização, a loucura é uma categoria abrangente que se apresenta numa grande multiplicidade de formas simbólicas" (p.12).

Dessa forma definido o nosso louco, com a ênfase dada à ruptura com o *universo da razão*, o que viria a ser o "louco de rua"? É difícil defini-lo precisamente, pois não se trata aqui de uma entidade "cientificamente" demonstrável, mas de um campo específico que procurei recortar neste trabalho. Como descrever o "louco de rua", impregnado com sua aura de mistério nas memórias de cada um de nós, a partir de conceitos provenientes das "ciências da loucura"? Recorro à poesia de Manoel de Barros (1997) para acudir-me nesse impasse. Não haveria, por ora, fórmula mais eficaz:

"A ciência pode classificar e nomear os órgãos de um sabiá mas não pode medir seus encantos.

A ciência não pode calcular quantos cavalos de força existem nos encantos de um sabiá.
Quem acumula muita informação perde o condão de adivinhar: divinare.
Os sabiás divinam" (p.53).

Assim, em vez de tentar encontrar uma definição, buscarei traçar um perfil possível daquilo que chamo de "louco de rua". Não se trata de um objeto de estudo facilmente encontrável na esfera das ciências, seja da psiquiatria, seja das ciências humanas. A literatura é, certamente, a melhor fonte que me vem em auxílio. O poema *Loucos*, de José Paulo Paes (1992), ilustra com precisão o tipo que tento definir:

"Ninguém com um grão de juízo ignora estarem os loucos muito mais perto do mundo das crianças que do mundo dos adultos. Eu pelo menos não esqueci os loucos da minha infância.
Havia o Elétrico, um homenzinho atarracado de cabeça pontuda que dormia à noite no vão das portas mas de dia rondava sem descanso as ruas da cidade.
Quando topava com um poste de iluminação, punha-se a dar voltas em torno dele. Ao fim de certo número de voltas, rompia o círculo e seguia seu caminho em linha reta até o poste seguinte.
Nós, crianças, não tínhamos dúvida de que se devia aos círculos mágicos do Elétrico a circunstância de jamais faltar luz em Taquaritinga e de os seus postes, por altos que fossem, nunca terem desabado.
Havia também o João Bobo, um caboclo espigado, barbicha rala a lhe apontar do queixo, olhos lacrimejantes e riso sem causa na boca desdentada sempre a escorrer de baba.
Adorava crianças de colo. Quando lhe punham uma nos braços, seus olhos se acendiam, seu riso de idiota ganhava a mesma expressão de materna beatitude que eu me acostumara a ver, assustado com a semelhança, no rosto da Virgem do altar-mor da igreja.
E havia finalmente o Félix, um preto de meia idade sempre a resmungar consigo num incompreensível monólogo. A

molecada o perseguia ao refrão de 'Félix morreu na guerra! Félix morreu na guerra!'. Ele respondia com os palavrões mais cabeludos porque o refrão lhe lembrava que, numa das revoluções, a mãe o escondera no mato com medo do recrutamento, a ele que abominava todas as formas de violência. Quando Félix rachava lenha cantando, no quintal de nossa casa, e, em briga de meninos, um mais taludo batia num menor, ele se punha a berrar desesperadamente: 'Acuda! Acuda!' até um adulto aparecer para salvar a vítima. Como se vê, os loucos de nossa infância eram loucos úteis. Deles aprendemos coisas que os professores do grupo e do ginásio não nos poderiam ensinar, mesmo porque, desconfio, nada sabiam delas" (p.31-32).

Também nos domínios da literatura, a definição de "doido oficial" da cidade do Serro, feita pelo escritor Joaquim de Salles (1960), corrobora o critério que procurei usar no delineamento do perfil do louco de rua, que é o seu reconhecimento social como tal:

"Não era alarmante o número de malucos do Serro, ao tempo de minha meninice. A proporção seria pouco mais de um por mil, e é claro que me refiro aos dementes oficiais, àqueles que a voz pública apontava como tais, e o medo das crianças e mesmo dos adultos confirmava sem contestações muito convincentes" (p.222).

Para ser classificado como um "louco de rua" faz-se necessário, naturalmente, que um indivíduo preencha dois requisitos: ser "louco" e ser "de rua". É assim, então, que tais pessoas podem ser pensadas como "personagens do teatro do mundo", cuja loucura se encena no palco da cidade, em praça pública. Para que essas condições sejam preenchidas, esse louco, evidentemente, será o louco "solto", não institucionalizado, aquele que escapou da psiquiatria, da medicalização e do hospício. De um modo geral, será o louco pobre e sem família, ou cuja família não possa dele cuidar. Sem a presença da família, não existe quem possa envergonhar-se da publicidade de sua loucura. Na maioria das vezes, ainda que haja exceções, sua loucura acrescenta-se à mendicância e à perambulação, circunscritas a limites que podem ser os da cidade ou uma parte dela, ou ainda, em certos casos, ampliarem-se para áreas rurais do município e mesmo abranger cidades vizinhas.

Existe uma outra espécie de andarilho, bastante diferente do louco de rua que descrevo aqui, que não tem raízes em uma cidade[1]. Chamado de "andante", ele segue sempre em frente pelas estradas, com seu saco nas costas, e pouco ou nada se vincula com os lugares e as pessoas. É o errante que não se fixa em lugar algum, levando uma vida completamente nômade. Esse tipo é uma figura recorrente na poesia de Manoel de Barros (1990), autor fascinado pelo modo de vida sem parada desse verdadeiro "andarilho", que assim o define:

> "O andarilho é um antipiqueteiro por vocação. Ninguém o embuçala. Não tem nome nem relógio. Vagabundear é a virtude atuante para ele. Nem é um idiota programado, como nós. O próprio esmo é o que erra" (p.246).

É o mesmo poeta quem coloca na boca de um de seus loucos "de água e estandarte", personagens do mundo do Pantanal, a seguinte autodefinição:

> "Quem anda no trilho é trem de ferro
> Sou água que corre entre pedras:
> — liberdade caça jeito.
> Procuro com meus rios os passarinhos
> Eu falo desemendado" (p.189).

Esse "andante" não é, certamente, o tipo que falo quando penso no louco "oficial" da cidade, personagem conhecido de todos e profundamente ligado a seu lugar. O louco que habita as ruas de uma cidade, vivendo de esmolas e tornando-se conhecido e — por que não? — célebre, transforma-se em um participante ativo da vida da comunidade exatamente pelo seu desvario. Encontramos um belo exemplar dessa espécie imortalizado na literatura de Jorge Amado (1989): *Bafo de Bode*, um misto de insano imprudente, mendigo e

---

[1]. Agradeço ao médico cambuiense José Cláudio Bastos por ter me chamado a atenção para a relevância dessa distinção. Sua hipótese é a de que o andante sem parada seria "mais louco" do que os "nossos" loucos de rua, o que parece plausível se levarmos em consideração a teoria de Freud (1914b) sobre a psicose, que a pressupõe como resultante de um desinvestimento libidinal dos objetos do mundo externo. No caso do andante sem vínculos, seu isolamento é quase total, enquanto, no caso do louco de rua, subsiste uma forte ligação com o seu meio.

bêbado, era uma espécie de cronista social inconveniente de Santana do Agreste, dando sempre notícia, em público, dos acontecimentos indiscretos que envolviam a população da cidade:

"...rebotalho da sociedade, apodrecido por dentro e por fora, (...) esse detrito mal-cheiroso desce as ruas aos trancos e barrancos, a enlamear a honra de distintas famílias, a proclamar maledicências, injúrias e infâmias desgraçadamente quase sempre comprovadas" (p.45).

Essa loucura experimentada em estado livre é, de certa forma e em certa medida, socializada, tal como ocorria na Europa anterior ao século XVII (Foucault, 1954 e 1961). Ela não só é socializada, como também sua experiência evoca a própria loucura do mundo. O "teatro do mundo", ao qual Foucault se refere, era uma espécie de teatro representado em Veneza, cujo palco era uma nave sem vela e sem leme à deriva pelos mares, miniatura e metáfora da loucura do mundo.

Com efeito, a caracterização do louco de rua presente neste trabalho parece encontrar paralelo na descrição feita por Foucault (1954) da loucura na Europa do final do século XV. Mesmo constatando que, desde a medicina grega, uma boa parte do campo conceitual da loucura já estava influenciada pelas noções de patologia — estando, portanto, incluída no domínio da medicina como doença —, houve um período histórico (final do século XV) em que a loucura se renovou com os "poderes essenciais da linguagem". Sobre esse período, afirma Foucault:

"As últimas manifestações da idade gótica foram, alternadamente e num movimento contínuo, dominadas pelo pavor da morte e da loucura. À dança *Macabra* representada no cemitério dos Inocentes, ao *Triunfo da morte* cantado nos muros do Campo Santo de Pisa, sucedem as inumeráveis danças e festas dos Loucos que a Europa celebrará de tão bom grado durante todo o Renascimento. Há as festas populares em torno dos espetáculos dados pela 'associações de loucos', como o *Navio Azul* em Flandres; há toda uma iconografia que vai da *Nave dos loucos* de Bosch, a Brueghel e a *Margot a Louca*; há também os textos sábios, as obras de filosofia ou crítica moral, como a *Stultifera Navis* de Brant ou o

Elogio da loucura de Erasmo. Haverá, finalmente, toda a literatura da loucura: as cenas de demência no teatro elizabetiano e no teatro francês pré-clássico participam da arquitetura dramática, como os sonhos e, um pouco mais tarde, as cenas de confissão: elas conduzem o drama da ilusão à verdade, da falsa solução ao verdadeiro desfecho. São uma das molas essenciais deste teatro barroco, como certos romances que lhes são contemporâneos: as grandes aventuras das narrativas de cavalaria tornam-se voluntariamente as extravagâncias de espíritos que não mais dominam suas quimeras. Shakespeare e Cervantes no fim do Renascimento são testemunhas do grande prestígio desta loucura cujo reinado próximo tinha sido anunciado, cem anos antes, por Brant e Bosch" (p.77).

Esse período pode ser considerado como um enclave na história da loucura na Europa Ocidental. A ele sucedeu uma brusca mudança quando, em meados do século XVII, a loucura veio a conhecer o mundo da exclusão.

Mas por que comparar tal período de esplendor da arte européia com o mundo de nossos pobres loucos das pequenas cidades brasileiras? Ocorre que, se as diferenças são por si só evidentes, a aproximação se dá por um detalhe da maior relevância, que é experiência da loucura em *estado livre*:

"A loucura é no essencial experimentada em estado livre, ou seja, ela circula, faz parte do cenário e da linguagem comuns, é para cada um uma experiência cotidiana que se procura mais exaltar do que dominar. Há na França, no começo do século XVII, loucos célebres com os quais o público, e o público culto, gosta de se divertir; alguns como Bluet d'Arbère escrevem livros que são publicados e lidos como obras de loucura. Até cerca de 1650, a cultura ocidental foi estranhamente hospitaleira a estas formas de experiência" (p.78).

O Sobrinho de Rameau (Diderot, 1761) foi, segundo Foucault (1961), a última personagem em que loucura e desatino se reuniram; foi, talvez, uma das derradeiras figuras desse ciclo de liberdade da loucura, que transitava seu desatino pelo palco da cidade, fazendo a loucura andar, circular. Seu desatino, ao qual foi dado direito de cidade, testemunhou essa etapa da história da loucura, mostrando a própria essência das modificações que renovaram a experiência do desatino na era clássica.

Esse tipo, que é um andarilho livre, tal como o nosso louco de rua, fica em contato quase que permanente com as pessoas da cidade, sobre elas exercendo seu poder de fascínio peculiar ao louco. Assim, oferecendo-se como espelho, ele cumpre o interessante papel de colocar seu interlocutor em contato com sua própria verdade; ele é capaz de denunciar a prisão do homem razoável e convencional:

> "Nas raras vezes em que os encontro, sou retido pelo contraste de seu caráter com o dos outros, rompendo a uniformidade fastidiosa criada por nossa educação, por nossas convenções sociais, por nossas conveniências habituais. Se um deles aparece num grupo, é um grão de levedo que fermenta, restituindo a cada qual uma porção de sua individualidade natural. Sacode, agita, faz aprovar ou censurar, faz surgir a verdade, revela as pessoas de bem, desmascara os malandros. É nessa ocasião que o homem de bom senso escuta e decifra seu próprio mundo" (Diderot, 1761, p.42).

O louco de rua vive a maior parte de seu tempo nas ruas, perambulando e mendigando; por isso, ele acaba-se tornando conhecido de praticamente toda a comunidade, quando vive em uma pequena cidade. Convertido em figura pública, ele relaciona-se com as mais diversas pessoas da comunidade, nelas despertando uma série de sentimentos variados e provocando a sua imaginação. Daí o fato de surgirem muitas histórias sobre ele, histórias que correm de boca em boca e que se acabam tornando verdadeiras lendas comunitárias. Quase todas as pessoas têm um caso para contar sobre um determinado louco, que pode ser algo que sobre ele se escutou ou alguma experiência vivida pessoalmente. Tais histórias, que algumas vezes beiram a fantasia, incorporam-se ao repertório das tradições orais da comunidade, aí podendo ocupar um lugar de destaque.

Parto da observação de que, entre o louco de rua e a sua comunidade, se estabelece um modo peculiar de comunicação e de relacionamento, ancorado nas mais variáveis formas de afeto que aquele suscita no seio do grupo social: compaixão, temor, repugnância, curiosidade, interesse, desprezo, anseio de censura, etc. No relacionamento desse louco com o meio social do qual é integrante, há momentos em que o cidadão comum — "não-louco" — parece adentrar o mundo de seu interlocutor ou por ele ser tocado de alguma forma. Podem-se enumerar algumas das formas privilegiadas de manifestação desse fenômeno, com apoio em passagens encontradas na literatura.

O poeta Jorge de Lima (1950), quando contava ainda 9 anos de idade, escreveu um pequeno poema[2] no qual expressava seu sentimento de pena em relação a um louco de seu convívio. Dando mostras de sua sensibilidade e de seu talento — que exerceria mais tarde como médico e como poeta —, ele equiparava o louco, em sua doença e em sua infelicidade, aos aleijados e velhos e, em sua solidão, à lua no céu:

"Tenho pena dos pobres, dos aleijados, dos velhos
Tenho pena do louco Neco Vicente
E da Lua sozinha no céu" (p.41).

O mesmo poeta, já na maturidade, viria a falar, nos *Novos poemas* (Lima, 1929), de uma certa *Joaquina Maluca*, também manifestando compaixão pelo seu destino e, ao mesmo tempo, indagando-se sobre o motivo pelo qual ficara louca:

"Joaquina Maluca, você ficou lesa
não sei por que foi!
Você tem um resto de graça menina,
na boca, nos peitos,
não sei onde é...
Joaquina Maluca, você ficou lesa, não é?
Talvez pra não ver
o que o mundo lhe faz.
Você ficou lesa, não foi?
Talvez pra não ver o que o mundo lhe fez.
Joaquina Maluca, você foi bonita, não foi?
Você tem um resto de graça menina

---

2. Esse poema deve ter sido escrito, portanto, em 1902; fui publicado em 1950, no livro *Obra poética*, organizado por Otto Maria Carpeaux, que reuniu a poesia de Jorge de Lima publicada até então, incluindo os poemas escritos na infância. Na edição que utilizei (*Poesia completa*, publicação da Editora Nova Fronteira, em dois volumes, datada de 1980), ele aparece no início de *Sonetos*, junto com os demais poemas da infância.

não sei onde é...
Tão suja de vício,
não sabe o que o foi.
Tão lesa, tão pura, tão limpa de culpa,
nem sabe o que é!" (p.129).

Ele parecia supor que a loucura de Joaquina era uma forma de defesa, uma tentativa de esquecer o (mal) que o mundo lhe fazia. É interessante observar um detalhe precioso do poema: o autor usa os tempos verbais no presente e no passado — *faz* e *fez* —, indicando com isso que o mal que a ela fora feito estava, em primeiro lugar, na etiologia de sua loucura, e que, em segundo, o próprio fato de ela encontrar-se submersa na loucura fazia com que o mundo a maltratasse. O poeta atribuiu-lhe características, tais como inocência, pureza e graça (que a absolviam da culpabilidade), concebendo o mal como uma espécie de invasor a induzi-la ou mesmo a obrigá-la ao vício.

Observando o material que a literatura nos fornece, constatamos que uma das maneiras mais comuns de o público entrar em contato com o louco é provocá-lo, por meio de palavras, apelidos desairosos, gestos ou rituais francamente sádicos, que se cristalizam como parte do patrimônio de costumes da cidade. A provocação por meio de apelidos pejorativos, que desencadeia a fúria imediata do agredido, é exemplificada em um conto do escritor cearense Moreira Campos (1957) intitulado *O preso*, incluído no livro *Portas fechadas*. Nesse conto, o autor, conhecedor que era da vida nas pequenas cidades sertanejas de seu estado, narra o caso de um pobre lavrador, habitante do meio rural, que ia à cidade nos dias de feira para vender a banana que trazia em seus caçuás. Em razão de um "lobinho"[3] que possuía próximo ao olho esquerdo, deram-lhe o apelido de *Caroço*:

"— Mas me chamo Inácio! Que eu não posso atender por um nome desse... (...) Um vexame, doutor. Frecham em riba de mim todo o tempo. Empurrão, atiram casca de banana, toda porqueira que dão de garra (com licença de vosmecê). Vem isto de anos. Já quis até me mudar de canto, se pudesse. Apelo para vossa senhoria" (p.160).

---
3. Modo popular de designar um quisto sebáceo subcutâneo.

Mal ele aparecia, a criançada punha-se a insultá-lo. E ele, que era normalmente muito pacato, nesses momentos perdia-se em sua ira, "endoidando de jogar pedra" (em uma expressão de Carlos Drummond de Andrade). Até que um dia, atingindo superficialmente com seu porrete o filho do juiz de Direito que o insultava, foi preso e suicidou-se no cárcere por não conseguir suportar tal humilhação. Esse prazer em despertar a fúria das pessoas — no caso, por meio da humilhação — encontra-se também naqueles que conviviam com *O Sobrinho de Rameau*:

> "Há muito eu conhecia esse que me abordou. Freqüentava uma casa cujas portas se abriram ante seu talento. Nela morava uma filha única. Ele jurava ao pai e à mãe que se casaria com a moça. Os pais davam de ombro, riam-lhe na cara, diziam que era louco. E eu vi o momento em que a coisa aconteceu. Pedia-me emprestado algumas moedas que eu lhe dava. Havia conseguido introduzir-se, não sei como, em algumas casas honestas, onde tinha o seu talher, sob a condição de não falar sem antes ter obtido permissão para tanto. Calava-se e ruminava sua raiva. Era ótimo vê-lo tão constrangido. Se lhe vinha a vontade de romper o acordo, e abria a boca, todos os convivas gritavam: 'Ó Rameau!' Então, o furor faiscava em seus olhos e voltava a comer com mais raiva" (Diderot, 1761, p.42).

No Serro de Joaquim de Salles (1960), não poderia faltar um doido que fosse alvo da provocação dos moleques:

> "A Maria Bernarda era uma preta maltrapilha (...); andava solta pelas ruas, geralmente a gritar e praguejar contra os moleques que a apoquentavam, chamando-a de Maria Maluca" (p.224).

O historiador Hermes Augusto de Paula (1979) dá notícia da existência de alguns desses tipos em Montes Claros: Pedro Velho, Custódia, Santo e Maria Porretão. Sobre essa última, diz ele:

> "Branca, em andrajos e cabelo despenteado. Andava o dia inteiro pelas ruas, sempre com um porrete para agredir os meninos que bulissem com ela. Os meninos tinham muito medo dela, mas de longe gritavam: — Maria Porretão!... A resposta era, no mesmo tom, um arranjo de

todos os nomes feios reunidos com o objetivo de conseguir a máxima ofensa" (p.127).

O mesmo acontecia com *Polaco* em Montes Claros. Oriundo de uma cidade vizinha, ele confidenciou a um farmacêutico que lá era chamado por tal apelido, e que se as crianças descobrissem tal fato ele estaria perdido... Isso foi o suficiente para que o farmacêutico espalhasse aquela informação e, por conseguinte, toda a criançada passasse a provocá-lo gritando em alto e bom som: — Polaco!... E o pobre não teve mais sossego.

Mas nem toda demanda é de fúria. Pode-se também solicitar ao louco, de um modo mais amigável, que ele encene a sua loucura na rua, gesto que o faz sentir-se elevado à posição de artista. Pede-se a ele que cante, dance, declame, imite alguém, etc. Solicita-se-lhe um verdadeiro espetáculo, ao que ele, normalmente, atende de bom grado, oferecendo-se ao público ávido por divertimento:

> "E novamente começou a passear, esgoelando-se numa ária de *A Ilha dos Loucos*, e depois numa de *O Pintor Amoroso por seu Modelo*, e noutra de *O Marechal Ferrant*. De vez em quando grita levantando as mãos e os olhos para o céu: 'Macacos me mordam! Então isso é bonito? Como alguém pode carregar um par de orelhas na cabeça e ainda perguntar se é bonito?' Entra em transe e começa a cantar em voz baixa. Eleva o tom à medida que se apaixona. Gesticula, careteia, contorce o corpo. Digo para mim mesmo: 'Perde a cabeça outra vez. Uma nova cena está a caminho'. Com efeito, lá vai ele num novo lance dramático: 'Sou um pobre miserável... Monsenhor, monsenhor, deixai-me partir... Ó terra!... Lá vem o amiguinho, lá vem o amiguinho... *Aspettare e non venire... A Zerbina penserete... Sempre in contrasti con te si sta...*'. Junta e embaralha trinta árias italianas, francesas, trágicas, cômicas, de todo tipo. Ora a voz de baixo descendo até os infernos, ora esganiçando como um falsete, rasga o alto das árias, imitando as diferentes personagens cantoras pelo andar, porte e gesto — sucessivamente furioso, abrandado, imperioso, gozador. Agora uma moça que chora — imita todos os dengos. Depois vira padre, rei, tirano. Ameaça, comanda, transporta-se. Agora é escravo e obedece. Apazigua-se, desola-se, queixa-se, ri. Nunca

desafina. Não perde o tom, o compasso, o sentido das palavras e o caráter da ária. Todos os empurradores de pauzinhos deixam os tabuleiros e o rodeiam. As janelas do café ficam lotadas com os passantes que param por causa do barulho. Estouram de rir. O teto parece vir abaixo. Mas ele não percebe coisa alguma. Continua presa de uma alienação profunda, de um entusiasmo tão próximo da loucura, que não é certo que volte a si e que talvez seja preciso jogá-lo numa carruagem e levá-lo direto para o hospício. Cantando um fragmento das *Lamentações* de Ioumelli, repete os mais belos trechos com precisão, verdade e calor incríveis. Rega com uma torrente de lágrimas o belo recitativo onde o profeta pinta a desolação de Jerusalém. A emoção ganha a sala; todos choram. Há tudo na voz e na fisionomia de Rameau: a delicadeza do canto, a força da expressão e a dor. Insiste nos trechos em que o músico se revela mestre. Deixa a parte de canto pela dos instrumentos e volta subitamente à primeira, entrelaçando-as para conservar a ligação e a unidade do todo. Apossa-se de nossas almas, deixando-as suspensas na situação mais estranha que já vivi... Admiro-o? Sim, eu o admiro! Estou cheio de piedade? Sim, estou cheio de piedade. E, no entanto, um certo ridículo mescla-se nesses sentimentos desnaturando-os" (Diderot, 1761, p.72).

Algo semelhante a esse espetáculo público, produzido pelo louco para a cidade, observa-se no conto *Darandina*, de Guimarães Rosa (1962d)[4]. Um louco, bem apessoado e trajado, passa pela rua cometendo pequenos furtos e, fugindo do perigo de ser capturado quando começam a surgir os gritos de "Pega!", sobe em uma palmeira muito alta, de sapato e tudo, entrincheirando-se em seu topo. Animado pela multidão que se acumula embaixo para observá-lo, acaba por despir-se, em meio a um discurso amalucado e risos, contagiando, com sua loucura, o povo que o assisita.

"Em suave e súbito, deu-se que deu que se mexera, a marombar, e por causas. Daí, deixando cair... um sapato! Perfeito, um pé de sapato — não mais — e tão

---
4. Agradeço a Adélia Bezerra de Meneses a lembrança de diversos trechos de Guimarães Rosa que utilizei neste levantamento.

condescendentemente. Mas o que era o teatral golpe, menos amedrontador que de efeito burlesco vasto. Claro que no vivo popular houve refluxos e fluxos, quando a mera peça demitiu-se de lá, vindo ao chão, e gravitacional se exibiu no ar. Aquele homem: — '**É um gênio!**' — positivou o Dr. Bilôlo. Porque o povo sentia e aplaudia, danado de redobrado: — '**Viva! Viva!...**' — vibraram, reviraram. — '**Um gênio!**' — notando-se, elegiam-no, ofertavam-lhe oceânicas palmas. Por São Simeão! E sem dúvida o era, personagente, em sua sicofância, conforme confere e confirmava: com extraordinária acuidade de percepção e alto senso de oportunidade. Porque houve também o outro pé, que não menos se dasabou, após pausa. Só que, para variar, este, reto, presto, se riscou — não parabolava. Eram uns sapatos amarelados. O nosso homem, em festival-autor, alcandorado, alvo: desta e elétrica aclamação, adequada" (p.124).

As loucuras, tanto a do louco como a da multidão, vão em um crescendo tal que ele acaba por despir-se — do paletó, da cueca, das calças, de tudo enfim —, observado pela turba, pela polícia, pelas autoridades e estudantes de medicina. Um deles, aliás, via no quadro "o síndrome exofrênico de Bleuler". Ao final, os bombeiros acabam por conseguir retirá-lo da palmeira:

"Antes, ainda na escada, no descendimento, ele mirou, melhor, a multidão, deogenésica, diogenista. Vindo o quê, de qual cabeça, o caso que já não se esperava. Deu-nos outra cor. Pois, tornavam a endoidá-lo? Apenas proclamou: — '**Viva a luta! Viva a Liberdade!**' — nu, adão, nado, psiquiartista. Frenéticos, o ovacionaram, às dezenas de milhares se abalavam. Acenou, e chegou em baixo, incólume. Apanhou então a alma de entre os pés, botou-se outro. Aprumou-se o corpo, desnudo, definitivo.
Fez-se o monumental desfecho. Pegaram-no, a ombros, em esplêndido, levaram-no carregado. Sorria, e, decerto, alguma coisa ou nenhuma proferia. Ninguém poderia deter ninguém, naquela desordem do povo pelo povo. Tudo se desmanchou em andamento, espraiando-se para trivialidades. Vivera-se o dia. Só restava, imudada, irreal, a palmeira" (p.132).

Em Montes Claros, segundo Paula (1979), *Zé Pedra-Preta* era um desses tipos popularíssimos que divertia quem passasse pelas imediações do Mercado Municipal, em cujos fundos residia, dormindo ao relento, junto ao chafariz:

> "Mestre de bons conselhos e ditador de regras do bom viver, marcou época com seus axiomas e conceitos esquisitos. Às vezes cortava de chofre o fio da conversação, para ofender com gestos, nomes feios e gritos, um cobrador imaginário, escondido no telhado. E explicava, já calmo, àqueles que o ouviam: — É um passarinho me cobrando 25 mil réis; há muitos anos que estou devendo e todo dia ele me cobra" (p.126).

Com um estilo bastante diferente, produzido por um talento mais enternecedor e melancólico que causava no público emoções diferentes das que vimos acima, o negro *Zé Passarinho*, do romance *Fogo morto*, de José Lins do Rego (1943), cumpria também esse papel: entoava canções que tocavam os ouvintes, contava histórias que despertavam vívido interesse e, além disso, era quem trazia as novas para o engenho, de tudo dando notícia. Apesar disso, era considerado um negro sem serventia, um bêbado. Às vezes, tornava-se alvo da fúria de seu dono, mas, por uma ironia do destino, acabou por fazer-lhe companhia nos momentos da ruína. Certa vez, uma de suas histórias, que dizia respeito à sua própria vida, surpreendeu e comoveu o *mestre Amaro*, que "nunca pensara que aquele negro imundo, de cara de cachaceiro, tivesse tanta coisa dentro de si, aquela história, aqueles amores" (p.95).

> "A água do rio corria quase que num fio, os juncos cobriam o leito de um verde escuro. O vento zunia nos juncos que caíam para um canto como um partido de cana. Ouvia-se a cantoria de um homem mais para o lado do Santa Fé. Era José Passarinho, no serviço de uma vazante, no trabalho que para ele era um fim de mundo. A cantoria era triste, como de quarto de defunto. O negro largava a alma na beira do rio:
>
>> Quem matou meu passarinho
>> É judeu, não é cristão
>> Meu passarinho tão manso
>> Que comia em minha mão.

A voz do cachaceiro tocara os corações das mulheres. A velha sinhá batia com força na pedra branca. A moça deixava cair os seios do cabeção desabotoado. Não podiam falar, José Passarinho gemia na entoada:

> Quando eu vim da minha terra
> Muita gente me chorou
> E a danada de uma velha
> Muita praga me rogou.

— Tem sentimento a cantoria dele, disse a moça.
— Coitado de seu José, que vida ele tem, respondeu-lhe dona Sinhá.
E depois, como querendo corrigir-se:
— Pode ser até mais feliz que muita gente" (p.88-89).

Entre os doidos do Serro das memórias de Joaquim de Salles (1960), havia uma tal *Mariquinha Doida*, "sempre asseada, sempre bem calçada", que também dava seus espetáculos musicais:

"A Mariquinha Doida era (...) muito mansa e nunca teve crises de agitação. Vivia passeando, ia à casa de todo mundo, onde almoçava ou jantava sempre muito bem acolhida. Apenas, em troca da hospitalidade, as pessoas, e sobretudo os meninos, pediam-lhe que cantasse modinhas. E a demente, que tinha seus quarenta anos, e que era bela e de olhos muito azuis, cabelos quase louros, não se fazia de rogada e cantava tantas vezes quantas fosse solicitada. Mostrava-se também muito acessível aos galanteios dos rapazinhos que lhe pediam beijos, e ela os dava com requebros de olhos e com requintes de *coquetterie* que raramente se observam em pessoas de juízo, quanto mais numa maluca...

— Dê uma mão aqui, Mariquinha...

E Mariquinha estava sempre pronta, ou para a mudança de um móvel pesado, para fazer um remendo, para passar uma roupa a ferro ou até para socar o café no pilão. De maneira que as visitas inesperadas da doida sempre traziam algum proveito. O menos que se exigia dela é que cantasse, como seu maior prazer era pedirem-lhe beijos..." (p.223-224).

Em casos como este, o louco exerce uma dupla função: proporciona divertimento às pessoas, ao mesmo tempo em que as atrai e fascina, por deixá-las entrever, ainda que de modo nebuloso, uma verdade essencialmente humana, uma virtualidade possível de cada um:

"Se a loucura conduz todos a um estado de cegueira onde todos se perdem, o louco, pelo contrário, lembra a cada um sua verdade; na comédia em que todos enganam aos outros e iludem a si próprios, ele é a comédia em segundo grau, o engano do engano. Ele pronuncia em sua linguagem de parvo, que não se parece com a da razão, as palavras racionais que fazem a comédia desatar no cômico: ele diz o amor para os enamorados, a verdade da vida aos jovens, a medíocre realidade das coisas para os orgulhosos, os insolentes e os mentirosos" (Foucault, 1961, p.14).

Algumas vezes, as pessoas fazem troça do louco, usando sua loucura como meio de um divertimento que oscila entre a inocência e a maldade. Pregam uma peça no próprio louco ou então utilizam-no como instrumento para troçar de alguém. Em seu livro de memórias, Helena Morley (1942), falando sobre os loucos de Diamantina do fim do século XIX, conta um episódio que assistiu, envolvendo um tal de Domingos, que tinha planos mirabolantes para enriquecer.

"Seu Chiquinho Lessa, de maldade, disse-lhe (*a Domingos*) que Nhanhá era a moça mais rica de Diamantina; que se ele a pegasse na rua e lhe desse um beijo, seria obrigado a casar com ela. Não foi preciso mais nada. Ontem cedo Domingos vestiu o fraque, preparou-se e foi postar-se em frente à sua tenda que é pegada à casa de meu tio. Quando passávamos por ali para a Escola, inteiramente despreocupadas, ele corre, agarra Nhanhá e dá-lhe aquele beijo. Eu não compreendi nada no princípio. Nhanhá deu um grito horrível e caiu no chão. Meu tio mandou carregá-la para dentro, assentou-a numa cadeira e lhe deu água.

Depois da cena Nhanhá ainda se zangou comigo por causa do frouxo riso que eu tive. Pois eu podia deixar de achar graça de ver o Domingos subir muito sério para a sala de meu tio e ficar à espera do padre para casá-los, depois que Nhanhá melhorasse?" (p.273-274).

Mas nem tudo é sempre festa com relação ao louco de rua. A rejeição e o desprezo também se fazem freqüentemente presentes. E o destino do louco desprezado, que não encontra o abrigo da comunidade, é o de pária; resta-lhe a exclusão, a expulsão e o exílio. O louco que sempre foi louco, titular da sua loucura, não causa mais susto ou impacto sobre a comunidade. Já para aquele que se torna louco de um momento para outro, a situação é diversa.

"Rita Música era um morenaço de metro e oitenta de altura, forte e formosa, natural de Diamantina, de onde veio com fama de cantora e musicista. Rita Música *esnobava* um pouco as cantoras das igrejas do Serro, pois cantora era a profissão que exercia em sua linda cidade natal. Talvez por isso ostentava indubitável ascendência nos meios musicais. Nunca se dignou cantar nas nossas festas religiosas e nunca ninguém lhe ouvira a voz, mesmo dentro de sua casa, à hora do banho. Nem por isso a sua fama de cantora esmaecia; bem pelo contrário: da sua misteriosa garganta só se diziam maravilhas, aliás sem prova real alguma.

Uma bela manhã, Rita Música abriu as janelas da casa pequena em que vivia só, em companhia de uma criada, e saiu pela porta afora, descalça, olhar incerto, desgrenhada, em passo lento e cadenciado. A triste nova logo fez adotar as providências que a população tomava nos casos inopinados de malucos novos: todas as portas se fecharam para evitar a visita da nova louca. Encontrava-me eu à porta do Antônio Generoso, pai de quatorze filhas, as quais, ao ver-me, gritavam das sacadas com todos os pulmões: 'Entre e feche a porta!'. Não entendi o que me queriam dizer, quando a cinco passos de distância surgiu diante de mim a Rita Música, já então com as vestes sujas e rotas. Compreendi a situação. Esgueirei-me pelas paredes da casa do pai de tantas meninas e a insana passou por mim roçando-me pelo rosto o seu vestido imundo. Eu estava siderado. A uns cinqüenta metros de distância vi a doida entrar em casa de Dona Joaninha Guerra, viúva com quatro filhos. Entrou, arejou a sala de visitas, abrindo amplamente as cinco janelas que davam para a rua. Depois debruçou-se sobre uma delas, olhou à esquerda e à direita, e finalmente deu por finda a visita. E pôs-se novamente a caminhar com passo lento e medido, e perdeu-se na primeira curva da Rua de Baixo. Durante três dias seguidos a desventurada perambulou pelo Serro. Depois desapareceu e nunca mais se soube que rumo tomou" (Salles, 1960, p.224-225).

Pode aparecer também uma reprovação social de cunho moral, que se dá, por exemplo, pela intolerância ou pela crítica de algum aspecto do louco, tal como a ociosidade, a sujeira, o despudor, etc. Sobre o "pecado" do ócio no mundo burguês, afirma Foucault (1954):

"...a obrigação do trabalho tem também um papel de sanções de controle moral. É que, no mundo burguês em processo de constituição, um vício maior, o pecado por excelência no mundo do comércio, acaba de ser definido: não é mais o orgulho nem a avidez como na Idade Média; é a ociosidade" (p.79).

Um outro modo de se relacionar com o louco encontra-se mediatizado pela compaixão, quando a ele se dá uma esmola, um prato de comida, uma xícara de café, um copo de água, uma roupa velha, ou mesmo pouso, como no poema de Carlos Drummond de Andrade (1974):

"Entra e come onde quer. Há níqueis
reservados para ele em toda casa" (p.73).

Podem ocorrer situações até mesmo de empatia, quando se verifica uma espécie de imersão da comunidade ou de uma parcela sua no sistema delirante do louco, por meio, por exemplo, de brincadeiras ou conversas em que as idéias delirantes não são refutadas, mas simplesmente aceitas.

O relacionamento da cidade com o seu louco público é intenso e dotado de um caráter emocional especialmente forte. Muitas vezes, existe uma tolerância social em relação à loucura, baseada na compaixão e na afetividade. A cidade pode "adotar" o louco, deixar que ele fale seus "absurdos" sem contradizê-lo, alimentá-lo, agasalhá-lo e abrigá-lo. Mas há ocasiões em que o fio da tolerância se rompe. Quando a convivência com o louco implica algum tipo de risco para o sistema social estabelecido, isto é, quando ele se torna violento ou quando uma cena do teatro do mundo implica ameaça a valores — quando o louco se despe ou se põe a falar coisas indecentes — aí então tudo muda. Quando ele "endoida de jogar pedra", como disse o poeta Carlos Drummond de Andrade (1974), cessa a tolerância. Esse processo é retratado magistralmente, com a força sintética da poesia, no poema *Doido*, que se encontra no livro *Menino antigo* (*Boitempo II*), de tom franca e confessadamente memorialístico:

> "O doido passeia
> pela cidade sua loucura mansa.
> É reconhecido seu direito
> à loucura. Sua profissão.
> Entra e come onde quer. Há níqueis
> reservados para ele em toda casa.
> Torna-se o doido municipal,
> respeitável como o Juiz, o coletor,
> os negociantes, o vigário.
> O doido é sagrado. Mas se endoida
> de jogar pedra, vai preso no cubículo
> mais tétrico e lodoso da cadeia" (p.73).

Sobre esse processo de exclusão abrupta do louco, vale a pena mencionar, ainda, uma passagem de Graciliano Ramos (1945), em *Infância*, livro no qual ele narra suas memórias de criança no interior de Alagoas. Esse episódio ocorreu no período em que seu pai exercia o cargo de juiz substituto, estando, assim, investido de poder de polícia. *Venta-Romba*, ainda que não fosse um louco no exato sentido do termo, era um desses andarilhos populares na cidade, que mendigava para continuar sobrevivendo. Vejamos o seu retrato, feito por Graciliano de forma absolutamente genial, tanto pelo estilo como pela precisão e pela acuidade:

> "Nunca vi mendigo tão brando. A fome, a seca, noites frias passadas ao relento, a vagabundagem, a solidão, todas as misérias acumuladas num horrível fim de existência tinham produzido aquela paz. Não era resignação. Nem parecia ter consciência dos padecimentos: as dores escorregavam nele sem deixar mossa. (...) Humildade serena, insignificância, as mãos trêmulas e engelhadas, os pés disformes arrastando as alpercatas, procurando orientar-se nas esquinas, estacionando junto dos balcões. Restos de felicidade esvaíam-se nas feições tranqüilas. O

aió sujo pesava-lhe no ombro; o chapéu de palha esburacado não lhe protegia a cabeça curva; o ceroulão de pano cru, a camisa aberta, de fralda exposta, eram andrajos e remendos" (p.228-229).

Pois bem. *Venta-Romba* aparecia uma vez por semana na cidade — às sextas-feiras, que era o dia da caridade — para pedir esmolas em forma de dinheiro e de alimentos. Certa feita, encontrando a porta da casa do menino Graciliano destrancada, ele adentrou a sala de jantar, surgindo de sopetão e causando susto. A mãe ordenou-lhe que se retirasse: "Vá-se embora vagabundo". Mas ele demorou-se em tentativas gaguejantes de explicações, não seguindo prontamente a ordem. Foi então que ela mandou chamar o marido, que, prontamente, voltou trazendo consigo o destacamento todo, a fim de prender aquele pobre diabo.

"Vinte e quatro horas de cadeia, uma noite na esteira de pipiri, remoques dos companheiros de prisão, gente desunida. Perdia-se a sexta-feira, esfumava-se a beneficência mesquinha. Como havia de ser? Como havia de ser o pagamento da carceragem? Venta-Romba sucumbiu, molhou de lágrimas a barba sórdida, extinguiu num murmúrio a pergunta lastimosa. O soldado ergueu-lhe a camisa, segurou o cós do ceroulão, empunhou aquela ruína que tropeçava, queria aluir, atravessou o corredor, ganhou a rua. Fui postar-me na calçada, sombrio, um aperto no coração. Venta-Romba descia a ladeira aos solavancos, trocando as pernas, desconchavando-se como um judas de sábado da Aleluia. Se não o agarrassem, cairia. O aió balançava; na cabeça desgovernada os vestígios de chapéu iam adiante e vinham atrás; as alpercatas escorregavam na grama" (p.234).

Em Guimarães Rosa (1962c), encontramos um exemplo da exclusão social do louco feita de forma verdadeiramente cruel, na qual o tratamento a ele dispensado chegava mesmo a parecer decorrente de um delírio coletivo. No conto *A Benfazeja*, o escritor narra a história de *Mula-Marmela*, uma mulher que servia como guia para o cego *Retrupé*, que era acusada pelo povo de ter cometido o assassinato de seu antigo companheiro, o *Mumbungo*, que, por sua vez, era o pai do irascível cego. *Mula-Marmela* é uma espécie de louca a quem a comunidade nega qualquer migalha de condescendência, condenando-a ao papel de bode expiatório. O narrador, no decorrer do conto, vai inquirindo a comunidade e culpabilizando-a pelo julgamento que faz da louca, denunciando as projeções e desnudando os sentimentos inconfessados da comunidade em relação a ela:

> "E nem desconfiaram, hem, de que poderiam estar em tudo e por tudo enganados? Não diziam, também, que ela ocultava dinheiro, rapinicado às tantas esmolas que o cego costumava arrecadar? Rica, outromodo, sim, pelo que do destino, o terrível. Nem fosse reles feiosa, isto vocês poderiam notar, se capazes de descobrir-lhe as feições, de sob o sórdido desarrumo, do sarro e crasso; e desfixar-lhe os rugamentos, que não de idade, senão de crispa expressão. Lembrem-se bem, façam um esforço. Compesem-lhe as palavras parcas, os gestos, uns atos, e tereis que ela se desvendava antes ladina, atilada em exacerbo" (p.109).

Dirigindo-se diretamente à comunidade, o narrador vai endurecendo sua inquirição e mostrando a injustiça e a covardia presentes no tratamento dispensado a *Mula-Marmela*:

> "Alguém seria capaz de querer ir pôr o açamo no cão em dana? E vocês ainda podem culpar esta mulher, a Marmela, julgá-la, achá-la vituperável? Deixem-na, se não a entendem, nem a ele. Cada qual com sua baixeza; cada um com sua altura" (p.115).

Ao final do conto, descrevendo a morte solitária da louca — que, para morrer, retira-se da cidade arrastando consigo um cachorro morto, já meio podre —, o narrador completa sua peça condenatória:

> "E ela ia se indo, amargã, sem ter de se despedir de ninguém, tropeçante e cansada. Sem lhe oferecer ao menos qualquer espontânea esmola, vocês a viram partir: o que figurava a expedição do bode-seu expiar. Feia, furtiva, lupina, tão magra. Vocês, de seus decretantes corações a expulsavam. Agora, não vão sair a procurar-lhe o corpo morto, para, contritos, enterrá-lo, em festa e pranto, em preito? Não será custoso achá-lo, por aí, caído, nem légua

adiante. Ela ia para qualquer longe, ia longamente, ardente, a só e só, tinha finas pernas de andar, andar. É caso, o que agora direi. E, nunca se esqueçam, tomem na lembrança, narrem aos seus filhos, havidos ou vindouros, o que vocês viram com esses seus olhos terrivorosos, e não souberam impedir, nem compreender, nem agraciar" (p.118-119).

Uma outra passagem da literatura fala da morte de uma louca condenada à exclusão, em condições semelhantes à da *Mula-Marmela*. Jorge de Lima (1938) dedica-lhe um poema no livro *A túnica inconsútil*, no qual a mostra como abandonada pela humanidade e irmanada somente à natureza; sua salvação só poderia dar-se mediante sua recomposição na "grande Unidade", isto é, em Deus.

"Onde andarás, louca, dentro da tempestade?
És tu que ris, louca?
Ou será a ventania ou algum estranho pássaro desconhecido?
Boiarás em algum rio, nua coroada de flores?
Ou no mar as medusa e as estrelas palparão os teu seios e tuas coxas?
Louca, tu que foste possuída pelos vagabundos sob as pontes dos rios, estarás sendo esbofeteada pelas grandes forças naturais?
Algum cão lamberá os teus olhos que ninguém se lembrou de beijar?
Ou conversarás com a ventania como se conversasses com tua irmã mais velha?
Ou te ris do mar como de um companheiro de presídio?
Onde andarás, louca, dentro da tempestade?
Estarão as gaivotas surpresas diante do estranho corpo adormecido na morte?
Se estás morta, começaste a viver, louca!
Se estás mutilada começaste a ser recomposta na grande Unidade!
Onde andarás, louca, dentro da tempestade?" (p.235-236).

O louco sacralizado

Uma outra modalidade da abordagem do louco pela comunidade, mais arcaica e remota no tempo histórico, era a sua sacralização, isto é, a elevação de sua condição a um plano místico. Seu delírio era convertido em preságio, e uma aura de poder sobrenatural era-lhe imputada.

Um caso exemplar que ilustra esse tipo de situação foi narrado pelo cientista-viajante francês Auguste de Saint-Hilaire (1833), exímio observador da vida brasileira de então, no relato de sua *Viagem pelo distrito dos diamantes e litoral do Brasil*. Ele reservou uma longa passagem do livro ao impressionante caso de *Germana*, descrevendo-o com uma riqueza de detalhes digna de um estudo de caso para fins diagnósticos. Saint-Hilaire, narrador parcial, deixa transpirar o ponto de vista "científico" de sua época, do qual era legítimo representante.

"Conheci na Serra da Piedade uma mulher de quem falavam muito nas comarcas de Sabará e Vila Rica. A irmã Germana, tal o seu nome, fora atacada, 10 anos antes (*escrito em 1818*), de afecções histéricas acompanhadas de convulsões violentas. Fizeram-na exorcismar; empregaram-se remédios inteiramente contrários ao seu estado e o mal agravou-se. Ao tempo de minha viagem ela chegara, havia já muito tempo, ao ponto de não poder mais deixar o leito, e a quantidade de alimentos que ela tomava cada dia era pouco maior que a que se dá a um recém-nascido. Ela não comia carne e recusava igualmente as gorduras, não podendo mesmo tomar um caldo. Alguns doces, queijo, um pouco de pão ou farinha, constituíam todo o seu alimento; freqüentemente ela recusava alimentar-se e quase sempre era preciso obrigá-la a comer qualquer cousa.

Era voz geral que os costumes de Germana haviam sido sempre puros e sua conduta irrepreensível. Durante o curso da moléstia, sua devoção crescia dia a dia: queria jejuar completamente às sextas e sábados; a princípio sua mãe quis impedi-la mas Germana declarou que durante esses dois dias era-lhe inteiramente impossível tomar qualquer alimento e daí por diante ela passou-os sempre na mais completa abstinência.

Para satisfazer sua devoção pela Virgem ela se fez transportar à Serra da Piedade, cuja capela fora erguida sob a invocação de N.S. da Piedade, e obteve permissão de morar nesse asilo. Lá, meditando um dia sobre os mistérios da paixão, ela entrou numa espécie de êxtase; seus braços endureceram e estenderam-se em forma de cruz; seus pés cruzaram-se igualmente e ela se manteve nessa atitude durante 48 horas. À época de minha viagem havia 4 anos que esse fenômeno se dera pela primeira vez e daí por diante ele se repetira semanalmente. A irmã Germana tomava essa atitude estática na noite de quinta para sexta-feira, conservando-se assim até à noite de sábado para domingo, sem fazer um movimento, sem proferir uma palavra, sem tomar qualquer alimento.

Os rumores desse fenômeno espalharam-se logo pelos arredores; milhares de pessoas, de todas as classes, testemunharam-no; acreditou-se no milagre; a irmã Germana foi proclamada santa, e dois cirurgiões dos arredores aumentaram ainda a veneração pública, declarando por escrito que o estado da doente era sobrenatural. Essa declaração ficou manuscrita, mas circulou de mão em mão, sendo dela tirado um grande número de cópias. Entretanto, um médico muito culto, o Dr. Gomide, da Universidade de Edimburgo, achou-se no dever de refutar a declaração dos dois cirurgiões e, em 1914, fez imprimir no Rio de Janeiro, sem o nome do autor, uma pequena brochura, cheia de ciência e de lógica, onde prova, com uma multidão de autoridades, que os êxtases de Germana não eram senão o resultado de uma catalepsia.

A opinião do público dividiu-se, mas uma multidão de pessoas continuou a subir ao alto da serra, para admirar o prodígio de que ela era teatro. Entretanto o último bispo de Mariana, o padre Cipriano da Santíssima Trindade, que era um homem ajuizado e competente, compreendeu a inconveniência das numerosas reuniões provocadas pela presença de Germana na Serra da Piedade, e, para diminuir o pretenso milagre, proibiu a celebração de missas na montanha, sob o pretexto de que o Rei não havia dado permissão. Várias pessoas ofereceram a Germana abrigo em suas casas; ela preferiu o seu diretor, homem grave, de idade avançada, que residia nas vizinhanças da montanha. Os devotos ficaram muito preocupados com a proibição do bispo de Mariana; mas não sossegaram; solicitaram diretamente ao Rei a permissão de celebrar missas na capela da serra, sendo atendidos. Germana foi novamente levada ao alto da serra; de tempo em tempo seu diretor ia ali dizer missa, e na ocasião de minha viagem a freqüência de peregrinos e curiosos renovava-se semanalmente" (p.68-69).

No conto *A menina de lá*, de Guimarães Rosa (1962b), algo semelhante acontece, ainda que em escala não comparável ao fato recolhido por Saint-Hilaire em 1818. *Nhinhinha*, a personagem central do conto, era uma menina diferente já desde o nascimento:

"E ela, menininha, por nome Maria, Nhinhinha dita, nascera já muito para miúda, cabeçudota e com olhos enormes" (p.17).

Seus "modos estranhos" persistiam com o crescimento:

"Não que parecesse olhar ou enxergar de propósito. Parava quieta, não queria bruxas de pano, brinquedo nenhum, sempre sentadinha onde se achasse, pouco se mexia. — 'Ninguém entende muita coisa do que ela fala...' — dizia o Pai, com certo espanto. Menos por estranhez das palavras, pois só em raro ela perguntava, por exemplo: — **'Ele xurugou?'** — e, vai ver, quem e o quê, jamais se saberia. Mas, pelo esquisito do juízo ou enfeitado do sentido. Com riso imprevisto: — **'Tatu não vê a lua...'** — ela falasse. Ou referia estórias, absurdas, vagas, tudo muito curto: da abelha que se voou para uma nuvem; de uma porção de meninas e meninos sentados a uma mesa de doces, comprida, por tempo que nem se acabava; ou da precisão de se fazer lista das coisas todas que no dia por dia a gente vem perdendo. Só a pura vida" (p.17).

Nhinhinha foi crescendo com este seu jeito estranho, diferente das outras crianças, fazendo observações sensibilíssimas sobre todas as coisas, utilizando um vocabulário e um modo de falar próprios que, muitas vezes, as pessoas não entendiam:

"Ela apreciava o casacão da noite. — 'Cheiinhas!' — olhava as estrelas, deléveis, sobre-humanas. Chamava-as de 'estrelinhas pia-pia'. Repetia: — 'Tudo nascendo!' — essa sua exclamação dileta, em muitas ocasiões, com o deferir de um sorriso. E o ar. Dizia que o ar estava com cheiro de lembrança. — 'A gente não vê quando o vento acaba...' Estava no quintal, vestidinha de amarelo. O que falava, às vezes era comum, a gente é que ouvia exagerado: — 'Alturas de urubuir...' Não, dissera só: — '... altura de urubu não ir.' O dedinho chegava quase no céu. Lembrou-se de: — 'Jabuticaba de vem-me-ver...' Suspirava, depois: — 'Eu quero ir para lá.' — Aonde? — 'Não sei.' Aí, observou: — 'O passarinho desapareceu de cantar...' De fato, o passarinho tinha estado cantando, e, no escorregar do tempo, eu pensava que não estivesse ouvindo; agora ele se interrompera. Eu disse: — "A avezinha." De por diante, Nhinhinha passou a chamar o sabiá de 'Senhora Vizinha...' E tinha respostas mais longas: — 'E eu? Tou fazendo saudade.' Outra hora, falava-se de parentes já mortos, ela riu: — 'Vou visitar eles...' Ralhei, dei conselhos, disse que ela estava com a lua. Olhou-me, zombaz, seus olhos muito perspectivos: — 'Ele te xurugou?' Nunca mais vi Nhinhinha (p.18-19).

Foi então, a partir desse ponto, que *Nhinhinha* começou a fazer milagres: tudo o que ela falava ou desejava acontecia. Certa vez, logo após dizer: — "**Eu queria o sapo vir aqui**", uma bela rã brejeira adentrou a sala da casa. De outra feita, ao manifestar vontade de comer pamonhinha de goiabada, não tardou meia hora e apareceu uma mulher, vinda de longe, trazendo pãezinhos de goiabada enrolada na palha. Desse modo, a menina foi ganhando fama de milagreira, passando a ser solicitada a resolver magicamente as necessidades das pessoas que a rodeavam: com um abraço, curou as fortes dores da mãe no momento de um parto complicadíssimo; instada a fazer chover durante um período de forte seca, ela satisfez os pedidos que lhe eram dirigidos, não sem relutar um tanto antes. Logo depois desse dia, a menina adoeceu e morreu, para desespero de todos. Foi então que a *Tiantônia*, atônita, confessou que, no dia em que fez chover, a menina havia "falado despropositado desatino", que a levara até mesmo a ralhar com ela. *Nhinhinha*, pressentindo sua morte, dissera que queria "um caixãozinho cor-de-rosa, com enfeites verdes brilhantes". E então, morta, a menina transforma-se em "*Santa Nhinhinha*".

Esse conto de Rosa não nos fornece, todavia, um exemplo típico da loucura de domínio público — no sentido que venho definindo até aqui —, visto que o caso se passa dentro da família, portanto, em domínio privado. Curiosamente, a transposição do caso para o domínio público verifica-se na adaptação que Nélson Pereira dos Santos (1994) fez desse conto para o cinema, no longa-metragem *A terceira margem*. No filme, a menina ganha fama de milagreira, e um sem-número de pessoas a ela acorre pedindo favores, que eram quase sempre a possibilidade de acesso a bens de consumo, especialmente eletrodomésticos.

A loucura de domínio privado

Voltando agora à questão da caracterização do louco de rua, parece-me interessante observar a diferença enorme que existe na constituição da identidade social desse louco e naquela do louco na família rica, de classe média ou mesmo pobre mas estruturada, na qual a loucura de um de seus membros é vivida de modo mais "privado", em oposição à loucura francamente de domínio público do nosso louco de rua. Este, mesmo sendo diferente daquilo que o meio social prescreve como norma e não estando inserido em um contexto familiar que o controle de perto, acaba, de algum modo, socializando-se, ainda que na condição de escória de uma sociedade. Os loucos pobres, ao vagar pelas ruas, acabam sendo assimilados pela vida da cidade. Mas quando a família é presente, existe um forte mecanismo de controle e vigilância que ultrapassa o fenômeno da marginalização que recai sobre o louco da rua. Herbert de Souza (1996) lembra que em sua cidade natal, Bocaiúva, Minas Gerais, havia até mesmo palavras diferentes para designar o louco pobre e o louco rico ou remediado: apenas o primeiro era chamado de "louco", "doido" ou "maluco"; o outro não era "louco", mas "sistemático", título que visava a atenuar sua condição de doente ou de desviante.

O poder da família permite que ela decida a sorte daquele indivíduo que foge aos padrões estipulados. Esse poder permite-lhe tomar medidas que oscilam entre o desejo de "recuperar" esse indivíduo e a necessidade de negar ou esconder a problemática que ele representa. O mais comum, principalmente entre as famílias mais abastadas e tradicionais, é que a negação se dê por meio do isolamento de seu louco. No caso da internação, o isolamento é justificado enquanto exigência médica para tratamento. Já a "prisão domiciliar" funciona como um meio do qual a família lança mão para preservar-se de eventuais juízos e problemas. A família "de bem" não quer se ver exposta através de seu membro louco. Se isso ocorre, ela acaba por tornar-se parte do "teatro do mundo".

Muitas vezes, entretanto, mesmo encerrado em casa, o louco ganha publicidade. Era o que acontecia com *Dodona Guerra*, personagem de um poema de Carlos Drummond de Andrade (1974). Como impedir que os meninos de Itabira bulissem com aquela figura insana que pertencia, a julgar por seu sobrenome, a uma das famílias mais tradicionais da cidade?

"Dodona
Guerra.
Guerra
a Dodona.
Pedra
na telha
pedra
na cara
pedra
na alma.
Dodona
louca,
loucos
moleques
contra
Dodona.
Dodona
eterna
fera

enjaulada
uiva
às pedradas
amaldiçoa
cada moleque
cada família
pedradamente" (p.162).

Esse poema ilustra o hábito de bulir com o louco a fim de vê-lo exaltar-se, xingar, jogar pedras, o que é uma diversão "malvada" muito cara aos moleques. Mas não só a eles... Trata-se de uma das formas de relacionar-se com a loucura que arrolei anteriormente, modalidade esta de cunho francamente sádico. O louco, quando provocado, pode ficar furioso, e sua fúria converte-se em divertimento para a molecada. Ele reage, afinal, da exata forma como se deseja que ele o faça: contracenando com a cidade no espetáculo que tem a rua como palco.

Entre os doidos do Serro, de Joaquim de Salles (1960), também encontra-se um exemplo de algo semelhante ao que sucedia a *Dodona Guerra*:

"O velho Virgílio Mamede endoideceu de repente, já quase aos sessenta anos. Seu filho, do mesmo nome, também músico e rábula de porta de xadrez, conseguiu interná-lo num cômodo dos porões da Casa de Caridade. Era no pequeno quarto com janelas de grades de ferro, que o Virgílio uivava dia e noite, como um animal bravio. Também pouco sobreviveu à sua desventura e morreu um ano depois de ter sido internado" (p.226).

Além do encerramento de seu louco em casa, a família pode, como se vê no exemplo acima, interná-lo. Normalmente, isso acontece quando ele dá muito trabalho aos familiares, em decorrência de sua agitação ou de qualquer outra forma de comportamento que perturbe a ordem familiar estabelecida. Muitas vezes, a família tem sérias dificuldades em dispensar-lhe o tratamento especial necessário. No caso de Virgílio Mamede, a internação/prisão deu-se em uma instituição de caridade da própria cidade. Mas havia (e ainda há) os famigerados hospícios, depósitos de loucos que não encontravam mais abrigo na família, ou nem mesmo possuíam uma família para abrigá-los.

Para alguns loucos sem família, nem sempre a rua se convertia em sua morada; alguns não tinham a liberdade de tocar a vida como andarilhos, como atores do teatro do mundo. O Estado, com seus manicômios oficiais, dava conta de colhê-los pelo mundo:

"No interior de Minas, o delegado costuma prender os doidos, fazendo-os acompanhar por dois praças de polícia, que depois os soltam na sede do município mais próximo. Rita Música devia ter sido despejada ou em Diamantina ou em Conceição do Serro. E a polícia de cada cidade reproduz a triste cena desse degredo até que o louco acabe deixando o território de Minas, vindo alguns até o Rio, onde vão mofar no Hospício Nacional de Alienados" (Salles, 1960, p.225).

No caso de *Rita Música*, tratava-se de alguém que ficou sem família ou algum substituto qualquer que a acolhesse. Nem mesmo as ruas da cidade o fizeram. Em alguns casos, era a própria família que solicitava ao Estado a internação. Caso dramático dessa possibilidade encontra-se no conto *Soroco, sua mãe, sua filha*, de Guimarães Rosa (1962a). O conto fala do dia e do momento em que Soroco, viúvo, conduziu sua mãe e sua filha única — suas únicas familiares neste mundo — para o trem, no qual embarcariam para o hospício de Barbacena para nunca mais voltar. O vagão no qual as duas insanas viajaram era "repartido em dois, num dos cômodos as janelas sendo de grades, feito as de cadeia, para os presos" (p.13).

"Quem pagava tudo era o Governo, que tinha mandado o carro. Por forma que, por força disso, agora iam remir com as duas, em hospícios. O se seguir" (p.15).

A cena do embarque é dramática:

"A filha — a moça — tinha pegado a cantar, levantando os braços, a cantiga não vigorava certa, nem no tom nem no se-dizer das palavras — o nenhum. A moça punha os olhos no alto, que nem os santos e os espantados, vinha enfeitada de disparates, num aspecto de admiração. Assim com panos e papéis, de diversas cores, uma carapuça em cima dos espalhados cabelos, e enfunada em tantas roupas ainda de mais misturas, tiras e faixas, dependuradas-virudangas: matéria de maluco. A velha só estava de preto, com um fichu preto, ela batia com a cabeça, nos docementes. Sem tanto que diferentes, elas se assemelhavam. Soroco estava dando o braço a elas, uma de cada lado. Em mentira, parecia entrada em igreja, num casório. Era uma tristeza. Parecia enterro. Todos ficavam de parte, a chusma de gente não querendo afirmar as vistas, por causa daqueles trasmodos e despropósitos, de fazer risos, e por conta de Soroco — para não parecer pouco caso" (p.14).

E por que *Soroco* as mandava para o hospício, onde elas permaneceriam para todo o sempre?

"O que os outros se diziam: que Soroco tinha tido muita paciência. Sendo que não ia sentir falta dessas transtornadas pobrezinhas, era até um alívio. Isso não tinha cura, elas não iam voltar, nunca mais. De antes, Soroco agüentava de repassar tantas desgraças, de morar com as duas, pelejava. Daí, com os anos, elas pioraram, ele não dava mais conta, teve de chamar ajuda, que foi preciso. Tiveram que olhar em socorro dele, determinar de dar providências, de mercê" (p.14-15).

O surpreendente, no entanto, é o desfecho do conto. Depois de partido o trem, no caminho de volta para casa, *Soroco* vê-se transformado em um homem "arrebentado, desacontecido", como que possuído pela loucura das duas mulheres que haviam partido e deixado ali seu desatino, pairando no ar como espírito desencarnado. De repente, *Soroco* parou e,

"num rompido — ele começou a cantar, alteado, forte, mas sozinho para si — e era a cantiga, mesma, de desatino, que as duas tanto tinham cantado. Cantava continuando" (p.16).

E o desatino repentino, que nele se instalou, acabou contaminando todas as pessoas que vinham atrás:

"A gente se esfriou, se afundou — um instantâneo. A gente... E foi sem combinação, nem ninguém entendia o que se fizesse: todos, de uma vez, de dó do Soroco, principiaram também a acompanhar aquele canto sem razão. E com as vozes tão altas! Todos caminhando, com ele, Soroco, e canta que cantando, atrás dele, os mais de detrás quase que corriam, ninguém deixasse de cantar. Foi o de não sair mais da memória. Foi um caso sem comparação" (p.16).

Comentário final

Procurei delinear aqui o perfil daquilo que chamei de instituição da "loucura de domínio público", da qual o "louco de rua" é o protagonista. Para tanto, tentei diferenciá-la de sua oposta "loucura de domínio privado". A distância da instituição psiquiátrica é uma das marcas mais importantes na caracterização do louco de rua, condição mesma de sua existência. Sua liberdade de andar pela cidade é o traço que me permitiu a ousadia de comparar sua experiência àquela da loucura em "estado livre" assistida pela Europa do final do século XV, da qual falou Foucault.

De quebra, pudemos observar como a literatura — e a literatura brasileira — é farta em menções aos loucos de rua; suficientemente farta para que definisse por mim o objeto deste trabalho e para que provasse sua relevância na nossa formação cultural. Tanto é que, mesmo utilizando-me de um método de pesquisa que buscou dados sobre loucos de rua por meio da coleta de relatos orais —, isto é, na narrativa popular como modo de veiculação do saber —, levei também em conta a narrativa encontrada na literatura como legítima representante do mesmo saber que procurava detectar. Aristóteles, na *Poética*, dizia que a diferença entre a história e a poesia estava no fato de que, enquanto a primeira tratava do particular, a segunda tratava do universal. Se a história conta-nos aquilo que aconteceu, a poesia fala-nos daquilo que poderia ter acontecido. Na poesia ou na ficção, podemos supor a presença da experiência do autor e da memória coletiva de seu meio, ainda que não revestidas por um caráter factual ou descritivo, mas como uma espécie de matriz inspiradora. Do mesmo modo, o relato oral e a memorialística não se vêem isentos da tintura imaginativa da ficção...

Capítulo V

Da memória e da narrativa

Memória e narrativa

Memória e narrativa são dois conceitos que se fazem fundamentais para o presente trabalho, visto que se encontram tanto na fundamentação de seus objetivos como na constituição de seu método. A imagem e o significado do louco de rua, atrelados à sua função e a seu valor para cada um e para a cidade, só podem ser buscados nos domínios da memória e desvelados por meio da narrativa. Esse desvelamento ocorre, de modo espontâneo, nos limites daquilo que se pode chamar de *tradição oral* da cultura comunitária, e o objetivo deste trabalho seria, em primeiro plano, o de coletar uma amostragem de um componente específico dessa tradição, que é o *louco de rua*. Portanto, cabe dizer, inicialmente, algumas palavras a respeito da memória e da narrativa, para depois explicitar o método que adotei nesta investigação. Segundo Ecléa Bosi (1993), o método de um trabalho científico situa-se em dois níveis: "a orientação geral da pesquisa, tendência teórica que guiou a hipótese inicial até a interpretação final dos dados colhidos" e "a técnica particular da pesquisa, o procedimento". Assim, antes de entrar em detalhes, adianto que, no que concerne à tendência teórica, adotei os pressupostos sobre a *memória coletiva* do sociólogo Maurice Halbwachs, bem como a concepção de *narrativa*, seu papel e seu valor, tal qual encontramos no pensamento de Walter Benjamin. No que toca à técnica de pesquisa, adotei o chamado método do *relato oral*, que explicitarei mais adiante. Em um outro plano — o da concepção teórica do objeto mesmo da pesquisa —, baseei-me na idéia de Foucault da *determinação histórica da loucura*, como demonstrei nos capítulos anteriores.

A recordação, seu valor e seu substrato sensorial

O valor da recordação para o homem é de tal forma intenso, até mesmo para a sua constituição enquanto indivíduo e membro de um grupo, que, a rigor, não seria necessário explicitá-lo de modo exaustivo. A sobrevivência da tradição oral no interior das comunidades, por um lado, e o vigor da literatura memorialística, por outro, são exemplos do modo como o homem guarda em si a necessidade constante da reconstituição de seu passado. Até mesmo porque a memória involuntária pode adentrar a sua consciência, aí introduzindo uma verdadeira força de necessidade no sentido de percorrer os caminhos da recordação e da associação a que ela conduz.

Epicuro (séc. IV/III a.C.), filósofo que atribuía um valor especial ao passado e à memória, recomendava:

> "Cura as desgraças com a agradecida memória do bem perdido e com a convicção de que é impossível fazer com que não exista aquilo que já aconteceu" (p.19).

Para ele, a destinação livre do homem era uma espécie de construção íntima fundada em sua possibilidade de desviar-se no tempo, quer em direção ao passado (o que seria a *memória*), quer em direção ao futuro (o que seria a *esperança*). O passado não era um bem perdido ou algo vazio, mas antes "um tesouro de bens reais sempre recuperáveis" pela memória, que teria a função e a capacidade de mantê-lo vivo no presente, inclusive pela conservação de sua força (Pessanha, 1992). Desse modo, para Epicuro, aquele que possuísse um grande acervo de lembranças — o idoso — teria maiores condições para alcançar a serenidade e a felicidade:

> "Não é ao jovem que se deve considerar feliz e invejável, mas ao ancião que viveu uma bela vida. O jovem na flor da juventude é instável e é arrastado em todas as direções pela fortuna; pelo contrário, o velho ancorou na velhice como em um porto seguro e os bens que antes esperou cheio de ansiedade e de dúvida os possui agora cingidos com firme e agradecida lembrança" (p.20).

Marcel Proust (1913), na colossal obra *Em busca do tempo perdido*, demonstrou como a memória é a faculdade que garante a própria identidade do homem, reunindo sua história e sua experiência em torno do eixo que ele reconhece como o "eu". No primeiro volume dessa obra memorialística (*O caminho de Swann*), a memória involuntária abre caminho para um encontro com um passado pessoal no famoso episódio da *madeleine*, em que o narrador, após levar aos lábios uma colherada do chá que sua mãe lhe oferecera, no qual tinha deixado amolecer um pedaço daquele bolinho, foi tomado por um "prazer delicioso, isolado, sem noção de causa". Ele sabia que tal sensação tinha a ver com o gosto do chá, mas escapava-lhe a apreensão do seu significado. Apenas depois de abandonar as tentativas de ligar a alguma lembrança aquela sensação prazerosa foi que, súbito, ligou-a ao chá tomado na casa de uma tia em Combray. A partir daí, toda a Combray descortinou-se para ele. Reproduzo o trecho em que sua memória expande-se irrefreadamente, em movimento de êxtase que ilustra, com tanta beleza e precisão, o processo de recordar que parece autônomo quando adentra a consciência:

> "E mal reconheci o gosto do pedaço de madalena molhado em chá que minha tia me dava (...), eis que a velha casa cinzenta, de fachada para a rua, onde estava o seu quarto, veio aplicar-se, como um cenário de teatro, ao pequeno pavilhão que dava para o jardim (...); e, com a casa, a cidade toda, desde a manhã à noite, por qualquer tempo, a praça para onde me mandavam antes do almoço, as ruas por onde eu passava e as estradas que seguíamos quando fazia bom tempo. E, como nesse divertimento japonês de mergulhar numa bacia de porcelana cheia d'água pedacinhos de papel, até então indistintos e que, depois de molhados, se estiram, se delineiam, se colorem, se diferenciam, tornam-se flores, casas, personagens consistentes e reconhecíveis, assim agora todas as flores do nosso jardim e as do parque do Sr. Swann, e as ninféias do Vivonne, e a boa gente da aldeia e suas pequenas moradias e a igreja e toda Combray e seus arredores, tudo isso que toma forma e solidez, saiu, cidade e jardins, da minha taça de chá" (p.47).

Para o escritor Pedro Nava (1981), certamente o maior escritor memorialista em nosso meio, as recordações impunham-se de tal forma que se fazia necessário narrá-las. Sua propulsão à escrita — e talvez esta fosse uma peculiaridade sua — vinha do fato de que a narrativa, para ele, era também uma forma de aliviar-se, em uma espécie de trabalho catártico, do excesso de lembranças de um passado que remontava não só à sua vivência pessoal, mas ao que escutara sobre os próprios antepassados longínquos; daí o significativo título dado ao primeiro volume de suas memórias: *Baú de ossos*. As impressões sensoriais como disparadoras da memória, tal como em Proust, fazem parte da experiência descrita por Nava:

"Nela eu entro, na velha casa, como nela entrava nos jamais. Esse portão de ferro prateado, eu o abro com as mesmas chaves da memória que serviram ao nosso Machado, a Gérard de Nerval, a Chateubriand, a Baudelaire, a Proust. Todo mundo tem sua *madeleine*, num cheiro, num gosto, numa cor, numa releitura — na minha vidraça iluminada de repente! — e cada um foi um pouco furtado pelo *petit Marcel* porque ele é quem deu forma poética decisiva e lancinante a esse sistema de recuperação do tempo. Essa retomada, a percepção desse processo de utilização da lembrança (até então inerte como a Bela Adormecida no Bosque do inconsciente) tem algo da violência e da subitaneidade de uma explosão, mas é justamente o seu contrário, porque concentra por precipitação e suscita crioscopicamente o passado diluído — doravante irresgatável e incorruptível. Cheiro de moringa nova, gosto de sua água, apito de fábrica cortando as madrugadas irremediáveis. Perfume de sumo de laranja no frio ácido das noites de junho. Escalas de piano ouvidas ao sol desolado das ruas desertas. Umas imagens puxam as outras e cada sucesso entregue assim devolve tempo e espaço comprimidos e expande, em quem evoca essas dimensões, revivescências povoadas do esquecido pronto para renascer" (p.343).

Carlos Drummond de Andrade (1979), no livro *Esquecer para lembrar* — obra com que encerrou a trilogia memorialística *Boitempo* —, também exprimiu o caráter de necessidade da evocação da lembrança, que levava a melhor no conflito com a instância recalcadora. Diz o poeta no pequeno poema intitulado *Intimação*:

"— Você deve calar urgentemente
as lembranças bobocas de menino.
— Impossível. Eu conto o meu presente.
Com volúpia voltei a ser menino" (p.31).

Santo Agostinho (397/401) dedicou toda uma série de capítulos de suas *Confissões* ao exame da memória, para ele faculdade de imagens corpóreas e, em um grau mais elevado, faculdade puramente espiritual.

"Chego aos campos e vastos palácios da memória onde estão tesouros de inumeráveis imagens trazidas por percepções de toda espécie. Aí está também escondido tudo o que pensamos, quer aumentando quer diminuindo ou até variando de qualquer modo os objetos que os sentidos atingiram. Enfim, jaz aí tudo o que se lhes entregou e depôs, se é que o esquecimento ainda o não absorveu e sepultou. (...) Lá se conservam distintas e classificadas todas as sensações que entram isoladamente pela sua porta. Por exemplo: a luz, as cores e as formas dos corpos penetram pelos olhos; todas as espécies de sons, pelos ouvidos; todos os cheiros, pelo nariz; todos os sabores, pela boca. Enfim, pelo tato entra tudo o que é duro, mole, quente, frio, brando ou áspero, pesado ou leve, tanto extrínseco como intrínseco ao corpo" (p.176-177).

Bachelard (1960), tão afeito ao tema da recordação e do devaneio, tratou de tematizar a importância das lembranças da infância para o reencontro com a nossa própria capacidade de fruição estética:

"Ao sonhar com a infância, regressamos à morada dos devaneios, aos devaneios que nos abriram o mundo. (...) Nos devaneios de criança, a imagem prevalece acima de tudo. As experiências só vêm depois. Elas vão a contravento de todos os devaneios de alçar vôo. A criança enxerga grande, a criança enxerga belo. O devaneio voltado para a infância nos restitui à beleza das imagens primeiras" (p.97).

A relação entre memória e sensação — a exemplo do episódio da *madeleine* de Proust ou da relação entre os sentidos e a recordação em Santo Agostinho — foi também tematizada por Bachelard (1960), para quem uma conjunção singular de odores pode despertar na memória uma outra nuança odorífera com tal força que quase podemos ficar sem saber se estamos sonhando ou apenas lembrando, o que atesta uma possível simbiose entre lembrança e devaneio: "cada cheiro de infância é uma lamparina no quarto das lembranças" (p.136).

"Quando, ao ler os poetas, descobrimos que toda uma infância é evocada pela lembrança de um perfume solitário, compreendemos que o cheiro, numa infância, numa vida, é, se ousamos dizê-lo, um *detalhe imenso*. Esse nada adicionado ao todo trabalha o próprio ser do sonhador. Esse nada lhe faz viver o devaneio engrandecedor: com total simpatia lemos o poeta que infunde numa imagem esse engrandecimento da infância em germe" (p.137).

Ilustrando sua afirmação, Bachelard (1960) cita Claude-Anne Bozombres:

"O aroma dos caminhos
orlados de hortelã
dança na minha infância" (p.134).

O poeta Guilherme de Almeida (1947), no haicai *Infância*, liga-a ao gosto da amora, frutinha à qual as crianças são de tal modo afeitas, que bem poderíamos considerá-la como uma legítima "fruta da infância":

"Um gosto de amora
comida com sol. A vida
chamava-se 'Agora'" (p.47).

O "menino solitário" da infância, nos termos de Bachelard, parece viver em plenitude em muitos momentos da poesia de Carlos Drummond de Andrade (1930). No poema *Infância*, podemos, por exemplo, colher as alusões aos aspectos sensoriais da memória, que aí se fazem presentes de modo que comprove sua indelebilidade: são de ordem visual (a luminosidade do "meio-dia branco de luz" ou o "café preto que nem a preta velha"), auditiva (a "voz que aprendeu a ninar nos longes da senzala" ou o "psiu" da mãe, seguido pelo seu suspiro), olfativa e gustativa ("café gostoso/café bom"). Vejamos:

"Meu pai montava a cavalo, ia para o campo.
Minha mãe ficava sentada cosendo.
Meu irmão pequeno dormia.
Eu sozinho menino entre mangueiras lia a história de
Robinson Crusoé, comprida história que não acaba
mais.
No meio-dia branco de luz uma voz que aprendeu
a ninar nos longes da senzala — e nunca se esqueceu
chamava para o café.
Café preto que nem a preta velha café gostoso/café bom.
Minha mãe ficava sentada cosendo olhando para mim:
— Psiu... Não acorde o menino.
Para o berço onde pousou um mosquito.
E dava um suspiro... que fundo!
Lá longe meu pai campeava no mato sem fim da
fazenda.
E eu não sabia que minha história era mais bonita que a
de Robinson Crusoé" (p.53-54).

Esse poema atesta a grandeza e a importância do mundo interno enquanto produtor de imagens, da verdade e da beleza. Mesmo comparada ao caráter absolutamente épico da história de Robinson Crusoé, a vida aparentemente simples e banal do menino sobressai por sua sutileza, tornando-se superior: sua história era mais bonita não porque plena de lances fantásticos, mas porque imantada pela sensibilidade daquele que se volta para o próprio passado.

Da filosofia da memória de Bergson à sociologia da memória coletiva de Halbwachs

Na história do pensamento sobre a memória, o filósofo Henri Bergson ocupou um lugar da maior importância. Sua obra *Matéria e memória — Ensaio sobre a relação do corpo com o espírito*, publicada em 1897, influenciou profundamente toda a abordagem subseqüente sobre o tema. Bergson, adotando uma posição introspectiva diante de seu objeto de investigação, iniciou sua pesquisa voltando-se para sua própria percepção, indagando-se sobre o que percebia ao ver as imagens do presente ou ao voltar-se para as imagens do passado. Sua conclusão foi a de que cada imagem que para ele se formava estava sempre mediada pela imagem de seu próprio corpo. Segundo Bosi (1979), o trabalho de Bergson estabeleceu o nexo entre *imagem do corpo* e *ação*, visto que, para ele, "o sentimento difuso da própria corporeidade é constante e convive, no interior da vida psicológica, com a percepção do meio físico ou social que circunda o sujeito"; além disso, "esse presente *contínuo* se manifesta, na maioria das vezes, por movimentos que definem ações e reações do corpo sobre seu ambiente" (p.6).

Para o filósofo Ernst Cassirer (1944), Bergson deu sua contribuição à psicologia ao atacar as teorias mecânicas da memória, meramente quantitativas, para mostrá-la como um fenômeno muito mais complexo e profundo: ela seria uma *internalização* e uma *intensificação* e significaria a interpenetração de todos os elementos de nossa vida passada. Essa idéia representou um novo ponto de partida metafísico, que norteou todo o pensamento filosófico de Bergson.

Bergson distinguia dois tipos de memória: a *memória-hábito*, que apenas repete e presentifica o efeito prático de experiências passadas, e a *memória-recordação*, que reproduz o passado e permite revivê-lo. Essa segunda seria a verdadeira memória, por recuperar o próprio passado sem intenção utilitária. A memória-hábito seria um processo necessário à socialização, adquirida por meio do esforço ou da repetição dos gestos e das palavras. A memória-recordação, ao contrário, não teria o caráter mecânico, mas sim evocativo, trazendo à lembrança um momento único da vida.

Para Bergson, a lembrança é a sobrevivência do passado, que se conserva no espírito de cada ser humano e pode aflorar em sua consciência. Existe aí um confronto entre a subjetividade pura (o espírito) e a pura exterioridade (a matéria): o esforço de Bergson deu-se no sentido de conceder à memória um estatuto diferente do da percepção. Para ele, a memória era essencialmente a conservação do passado, que sobreviveria em estado inconsciente até que fosse evocado pela recordação.

A ênfase dada por Bergson na pureza que a memória comporta veio a ser, mais tarde, o ponto central do questionamento de sua teoria feito por Halbwachs (1950 e 1952), que tratou da *memória coletiva* por meio do estudo das relações entre memória e história pública. Para ele, faltava em Bergson um tratamento da memória como fenômeno social, pois não havia em sua obra uma abordagem dos nexos entre o sujeito que lembra e a coisa lembrada e nem dos nexos interpessoais. Segundo Meihy (1994),

> "A memória coletiva, como propõe Halbwachs, remete ao tratamento de uma identidade coletiva das lembranças e dos ideais guardados por um grupo. Memória coletiva é algo subjetivo e implica compromissos fiados ao longo de um passado comum e que persiste independentemente de registros escritos, de momentos ou qualquer outra referenciação objetiva, material" (p.58).

Maria Luísa Schmidt & Miguel Mahfoud (1993), por sua vez, assim resumem o conceito de *memória coletiva* cunhado por Halbwachs:

> "...a memória coletiva, propriamente dita, é o trabalho que um determinado grupo social realiza, articulando e localizando as lembranças em quadros sociais comuns. O resultado deste trabalho é uma espécie de acervo de lembranças compartilhadas que são o conteúdo da memória coletiva" (p.291).

O estudo de Halbwachs, ao contrário do de Bergson, não teve por objeto a memória propriamente dita, mas aquilo que chamou de *quadros sociais da memória*. O sujeito que lembra está sempre inserido em um grupo de referência, sendo sua lembrança o resultado de um processo coletivo que se situa sempre em um contexto social determinado. Por um lado, o indivíduo recorda-se quando se coloca no ponto de vista de seu grupo; por outro, é a própria memória do grupo que se manifesta por meio das recordações individuais.

> *"Mais peut-on distinguer vraiment d'une part une mémoire sans cadres, ou qui ne disposerait pour classer ses souvenirs que des mots du langage et de quelques notions empruntées à la vie pratique, d'autre part un cadre historique ou collectif, sans mémoire, c'est-à-dire qui ne serait point construit, reconstruit et conservé dans*

les mémoires individuelles? Nous ne le croyons pas" (Halbwachs, 1950, p.46)[1].

Ao contrário do pensamento bergsoniano, a memória, para Halbwachs, não era simplesmente a *conservação* do passado, mas comportava em si uma dimensão de *reconstrução*. O passado não sobrevive no nosso espírito em estado de pureza *tal como foi*, mas a cada vez que paramos para recordar, repensamos e reconstruímos nossa experiência com as imagens e as idéias de hoje. No plano social, a memória coletiva toma o grupo e as instituições como instrumentos para recompor uma determinada idéia do passado que esteja em consonância com os pensamentos dominantes da sociedade.

Fundamentos do método: a tradição oral comunitária

O objetivo geral da presente pesquisa foi o de formular uma teoria acerca do papel do louco de rua no imaginário popular e do lugar por ele ocupado no conjunto de narrativas que constituem a história e a *tradição oral* de uma comunidade. O material para esta empreitada foi obtido por meio de duas fontes que, embora distintas, guardam muito contato entre si: narrativa literária e entrevistas. Afinal, como separar uma fonte da outra em seu valor? Parece tarefa impossível e inútil, se considerarmos que a narrativa das memórias contém um elemento ficcional e que a ficção do escritor, obra de seu mundo interno, está prenhe de memória transformada. Todo autor de ficção também é um pouco memorialista e opera, em muitos momentos, por meio de um deslocamento da primeira para a terceira pessoa gramatical.

Além do mais, como afirma Maria Luísa Schmidt (1987), algumas formas de literatura, tais como o conto e a novela, preservam alguns elementos da tradição oral, ainda que no âmbito da comuni-

---

1. "Mas podemos distinguir verdadeiramente de um lado uma memória sem quadros, ou que isporia, para classificar suas lembranças, apenas de palavras da linguagem e de algumas noções tomadas de empréstimo da vida prática, e de outro lado um quadro histórico ou coletivo, sem memória, ou seja, que não seria de modo algum construído, reconstruído e conservado nas memórias individuais? Não cremos."

cação escrita. Isso ocorre porque essas formas literárias podem ter como fonte de inspiração a tradição oral; isso poderia ocorrer também com o romance, ainda que em menor intensidade, pois, de acordo com Benjamin, essa forma de literatura distancia-se, em sua origem e em sua natureza, da tradição narrativa.

Tanto nas narrativas recolhidas dos escritores como naquela dos entrevistados podemos buscar o conhecimento dos detalhes que compõem as relações entre o louco de rua e a comunidade no espaço do "teatro do mundo" e observar a maneira pela qual o convívio com o louco toca o imaginário popular e produz efeitos. Assim, o que fiz foi destacar, neste material, as diversas modalidades do relacionamento que se trava entre o louco de rua e a cidade. A partir desse levantamento, tornou-se possível detectar os *lugares* que se atribuem ao louco e que falam, em última instância, das *funções* que ele exerce no seio da comunidade. Dito de outra forma, esse levantamento conduziu a uma outra investigação, mais genérica, que é a do *espaço mental* que o contato com o louco de rua ocupa no cidadão comum, tanto no plano *individual* como no *coletivo*.

Escolhi a cidade de Cambuí[2] como local para a pesquisa de campo a partir da consideração de que o contato da comunidade com seus loucos de rua deveria encontrar-se mais preservado em pequenas cidades do que nas metrópoles. Trata-se de minha cidade natal, onde vivi até completar 15 anos e onde, efetivamente, conheci uma série de "loucos de rua" muitíssimo interessantes. Eles despertavam-me o mais vívido interesse durante toda a minha infância e, naturalmente, interessam-me muito ainda hoje... Mais do que isso, *vivem* em mim, assim como vivem nas pessoas que entrevistei. Bosi (1979), citando Jacques Loew, lembra que o pesquisador, para compreender a verdadeira dimensão de uma dada condição humana, deve ter uma *comunidade de destino* com as pessoas que busca conhecer. No caso do meu trabalho, não se trata do estudo do destino dos indivíduos que entrevistei; mas, guardadas as devidas proporções, penso que um vívido interesse pelas histórias de nossa cidade, cuja significação é indiscutivelmente parte daquilo que somos, nos uniu nesta empreitada.

Nessa escolha, parti também da hipótese de que, em uma pequena comunidade, encontraria um pouco mais preservada aquela

---

2. Cidade de aproximadamente 30 mil habitantes, localizada no Sul de Minas Gerais, e distante cerca de 420 km de Belo Horizonte e 160 km de São Paulo.

tradição narrativa que, segundo Benjamin (1936b), se enfraqueceu com a concorrência cada vez maior da *informação* na sociedade de massas, que viria a prevalecer sobre a *narrativa*.

"Raras vezes dá-se conta de que a relação ingênua entre ouvinte e narrador é dominada pelo interesse em reter a coisa narrada. O ponto-chave para o ouvinte desarmado é garantir a possibilidade da reprodução. A memória é a capacidade épica por excelência. Só graças a uma memória abrangente pode a épica, por um lado, apropriar-se do curso das coisas e, por outro, fazer as pazes com o desaparecimento delas — com o poder da morte" (p.66).

A busca de uma tradição narrativa sobrevivente, ainda que não em sua forma intacta, levou-me, assim, a uma pequena cidade, onde pudesse existir um estilo de vida que ainda a comportasse, a despeito de todas as transformações ocorridas com o advento da modernidade. Segundo Benjamin (*apud* Schmidt, 1987), haveria uma "atrofia da experiência" no estilo de vida moderno, com as novas formas de comunicação e com as novas relações que o homem estabeleceu com o tempo e com o espaço nas grandes metrópoles:

"O homem tradicional cede lugar ao homem moderno inserido no universo da técnica, massificado no transcorrer do desenvolvimento industrial. Isolado, desenraizado, este homem caminha apressadamente no fluxo da multidão. A imagem do homem-autômato das grandes cidades é a imagem do homem que perdeu os laços com a elaboração e a transmissão da experiência. A imagem do mundo moderno é a de um mundo que já não oferece condições para a elaboração e a transmissão da experiência" (Schmidt, 1987, p.10).

Benjamin (1936a), no artigo sobre Baudelaire, tratou do *flâneur* que transitava entre a multidão, essa massa criada pelas condições sociais que surgiram com o avanço tecnológico da modernidade; ele era o escritor em cuja alma sobrevivia o narrador, mas que fazia o luto pela perda das condições tradicionais da narrativa.

No domínio da *informação*, como pensava Benjamin, não haveria espaço para a experiência. A *narrativa*, processo que sedimenta a experiência no interior de um grupo, necessita de um tempo lento, incompatível com o ritmo intenso das formas modernas de comunicação. Assim, as pessoas vêem-se progressivamente privadas da verdadeira troca de experiências. Essa troca, resultante do vínculo social, é fundamental para os atos de linguagem pertinentes ao saber veiculado pela narrativa, pois eles não são efetuados somente pelo interlocutor, mas também pelo ouvinte e ainda pelo terceiro de quem se fala. Segundo Lyotard (1986),

> "a tradição dos relatos é ao mesmo tempo a dos critérios que definem uma tríplice competência — saber-dizer, saber-ouvir e saber-fazer — em que se exercem as relações da comunidade consigo mesma e com o que a cerca. O que se transmite com os relatos é o grupo de regras pragmáticas que constitui o vínculo social" (p.40).

Privilegiei a pequena comunidade na coleta dos dados também porque acreditei que aí encontraria com a maior facilidade figuras de rua que fossem conhecidas por quase toda a população, o que faria com que as narrativas que giram em sua órbita tomassem parte, certamente, da tradição oral do local. Além do mais, nessa comunidade ainda seria possível encontrar, mesmo que em estado de esfacelamento, a tradição narrativa, encarnada nos sujeitos cujo arquétipo ancestral bem poderia ser o "lavrador sedentário" de Benjamin (1936b):

> "A experiência que anda de boca em boca é a fonte onde beberam todos os narradores. E, entre os que escreveram histórias, os grandes são aqueles cuja escrita menos se distingue do discurso dos inúmeros narradores anônimos. Entre estes últimos, aliás, há dois grupos que certamente se cruzam de maneiras diversas. Só para quem faz idéia de ambos é que a figura do narrador adquire plena materialidade. Quando alguém faz uma viagem, então tem alguma coisa para contar, diz a voz do povo e imagina o narrador como alguém que vem de longe. Mas não é com menos prazer que se ouve aquele que, vivendo honestamente do seu trabalho, ficou em casa e conhece as histórias e tradições de sua terra. Se se quer presentificar estes dois grupos nos representantes arcaicos, então um está encarnado no lavrador sedentário e o outro no marinheiro mercante. De fato os círculos vitais de ambos de certo modo produziram sua própria linhagem de narradores" (p.58).

Explicitação do método: a amostra, o relato oral e a entrevista

Levando em conta os pressupostos sobre o caráter da memória e o significado da narrativa que expus anteriormente foi que adotei, para esta pesquisa, o chamado método do *relato oral*, que vem sendo utilizado nas áreas da História (Meihy, 1991), das Ciências Sociais em geral (Demartini, 1992 e 1994) e da Psicologia Social (Bosi, 1979; Schmidt, 1987 e 1995). Conforme lembra Maria Isaura Pereira de Queiroz (1987), esse método foi, através dos séculos, a maior fonte da conservação e da difusão do saber, permitindo às pessoas constituírem elos com o passado mais arcaico (que pode ser até mesmo mitológico), com o passado recente e com a experiência do dia-a-dia. No entanto, após um certo período de ostracismo nas ciências humanas, a adoção do relato oral fez seu reaparecimento como a técnica que, por excelência, poderia significar uma contraposição às técnicas quantitativas, que reduziam a realidade social à aridez dos números e pareciam querer destituí-la de seus significados.

Adotando, pois, essa perspectiva, não tive qualquer propósito de proceder por amostragem, no sentido estatístico que se dá ao termo. Na escolha dos entrevistados, procurei selecionar adultos que se identificavam como legítimos membros da comunidade, isto é, pessoas que nela vivem ou viveram boa parte de sua vida e que, mais do isso, conheciam a cidade e seu habitantes, com ela se identificavam e dela gostavam. Levei em conta apenas a exigência de que estes tivessem algo para narrar sobre seu contato com os loucos de rua e estivessem dispostos a fazê-lo de bom grado.

Eu poderia dizer que, *grosso modo*, segui o princípio da *amostra qualificada*, proposto por Thiollent (1986), para quem essa "amostra intencional", usada em pesquisas nas ciências sociais, é

"um pequeno número de pessoas que são escolhidas intencionalmente em função da relevância que elas apresentam em relação a um determinado assunto. Pessoas e grupos são escolhidos em função de sua representatividade social dentro da situação considerada" (p.62).

O procedimento utilizado foi o da realização de entrevistas semi-abertas, que permitisse tomar o depoimento do entrevistado sobre aquilo que vivenciou e escutou a respeito dos loucos de rua e, ao mesmo tempo, deixasse-lhe a liberdade de exprimir-se sobre sua história de vida em conexão com os fatos narrados. O entrevistado falava livremente, muito embora algum aprofundamento sobre determinado tema ou fato fosse solicitado sempre que houvesse necessidade, em virtude, evidentemente, da orientação geral do trabalho. Nesse sentido, estabelecia-se, na prática, uma conversa em que coleta e reflexão caminhavam juntas. Zélia Demartini (1992), ao explicitar o procedimento que costuma adotar em sua pesquisa, mostra como a reflexão que se vai fazendo durante a escuta acaba por subsidiar a própria coleta que, assim, se vai alterando durante o trabalho de campo. Segundo Bosi (1993),

> "Em termos acadêmicos de técnica de pesquisa, na verdade se combinam bem os procedimentos de *história de vida* e *perguntas exploratórias* desde que deixem ao recordador a liberdade de encadear e compor, à sua vontade, os momentos de seu passado" (p.283).

A opção pela entrevista justifica-se, em primeiro lugar, pelo fato de que o material que me interessava obter nesta pesquisa não se encontrava documentado de nenhuma outra forma, sendo a memória e a tradição narrativa coletivas o campo único no qual eu poderia encontrá-lo; em segundo lugar, porque o que me interessava era conhecer o impacto subjetivo do contato com o louco de rua, sendo a entrevista o instrumento ideal para captá-lo. O que se solicitava ao entrevistado era simplesmente que contasse as histórias de que se lembrava sobre os loucos de rua da cidade, tanto aquelas de sua vivência pessoal como as que reproduzissem os casos que ouvira. Estava claro para mim que, ao recolher as narrativas, eu não me estaria deparando com um conjunto de informações homogêneas que permitissem fazer uma historiografia neutra e fria. Ao contrário, eu sabia estar diante de narrativas que condensavam idéias instituídas — mais ou menos racionalizadas —, *insights*, achados da memória involuntária, produções da imaginação, etc. Cada um desses diferentes registros, de acordo com Schmidt (1987), "remete a momentos e modos diversos de elaboração do conhecimento de si e da realidade vivida" (p.74). Interessava-me, primordialmente, *recolher* a experiência do narrador em seu contato com os loucos de rua. De acordo com Queiroz (1987), "a história oral pode captar a experiência efetiva dos narradores, mas também recolhe destes tradições e mitos, narrativas de ficção, crenças existentes no grupo, assim como relatos que contadores de histórias, poetas, cantadores inventam num momento dado. Na verdade tudo quanto se narra oralmente é história, seja a história de alguém, seja a história de um grupo, seja a história real, seja ela mística" (p.275).

Essa afirmativa é de capital importância para a justificativa do método que utilizei, pois o que interessava em minha investigação não era a reconstituição precisa de uma história objetiva, mas sim a captação do imaginário popular: não se tratava de um trabalho de historiografia. Nesse sentido, penso ter seguido o caminho indicado por Bosi (1979), já que pouco importava se os fatos narrados correspondessem a uma "verdade" concreta ou à imaginação do narrador. Vale citar aqui a opinião de Franco Cardini (1993) sobre essa questão:

"...de modo paradoxal, a 'verdade' mental será *aquela* mentira, a 'realidade' social será constituída por *aquele* erro. (...) um erro compartilhado universalmente constitui-se em si mesmo numa realidade histórica: os deuses existem e os mitos são reais enquanto numa sociedade seus membros continuam a ter fé indubitavelmente neles num grau e numa intensidade consideravelmente comuns e compartilhados" (p.326).

Feitas todas essas considerações, de caráter teórico e metodológico, é hora, então, de partir em direção aos relatos sobre os loucos de rua de Cambuí.

Capítulo VI

Relatos sobre loucos de rua

Nota introdutória

O trabalho de campo, cujo método foi explicitado no capítulo anterior, consistiu das entrevistas apresentadas a seguir. Como as conversas mantidas com os entrevistados eram relativamente livres, muitos outros temas surgiam em meio ao assunto dos loucos de rua. Desse modo, os textos que apresento na seqüência são o resultado de uma edição que serviu ao propósito de torná-los mais concisos, objetivos e limitados ao tema que interessava. Procurei manter, na medida do possível, o tom informal das falas dos entrevistados, resguardando o seu caráter de texto *oral*.

Nem todo o material que recolhi foi utilizado neste trabalho. Restringi-me a algumas poucas entrevistas, que foram mais consistentes, abrangentes e ricas em material que pudesse responder às minhas indagações. Embora eu tenha conversado com muitas pessoas, algumas das entrevistas eram repetitivas ou curtas demais. Assim, transcrevo a seguir apenas o material recolhido que julguei mais interessante, e que foi, efetivamente, utilizado para a análise que apresentarei à frente, à guisa de conclusão.

1ª entrevista

Entrevistados: Sr. João Batista de Oliveira (70 anos), D. Hélia Salles de Oliveira (68 anos) e Célia Salles de Oliveira (45 anos)
Data: 15 de janeiro de 1995

A família Oliveira, que tem sua origem no próprio município de Cambuí, sempre trabalhou no ramo de calçados, possuindo uma sapataria que é uma das mais antigas da cidade. O casal (Sr. João e D. Hélia) exerce ainda hoje o ofício, e a filha, Célia, vive na cidade de São Paulo, onde trabalha como bancária, sendo ainda graduada em Letras pela Universidade de São Paulo.
Nossa conversa aconteceu em uma manhã de domingo, quando estivemos reunidos na mesa da cozinha da casa da família, enquanto D. Hélia cozinhava o feijão e fazia os demais preparativos para o almoço.
F. — Vocês se lembram de algum louco de rua de Cambuí, destes que andavam ou que ainda andam pelas ruas?
Sr. João — Eu me lembro do Binho e do Chico Louco. O Binho andava sempre cantando pela rua, tocando caixa, e a criançada ia correndo atrás dele. O Chico Louco também andava tocando pandeiro e cantando. Ele era gente dos Pereiras do Rio do Peixe e da Estiva, não era de família pobre, não. Estudava pra Padre no Seminário, era muito inteligente e ficou louco de tanto estudar.
Célia — O Chico Louco andava pela rua cantando; ele era inofensivo, não fazia mal pra ninguém. Não brigava com ninguém.

Sr. João — A criançada mexia com ele só pra ver ele dar risada. Ele tinha uma risada forte...

D. Hélia — Ele andava com uma caixinha, cantando e batendo uma caixinha pela rua afora, com a criançada atrás dele. Ele cantava uma música... Não me lembro agora... Ele batia a caixinha, pulava e cantava pela rua afora (*dá uns passos de dança imitando seu modo de dançar*); subia uma rua, descia a outra e a criançada ia atrás, insultando, pra fazer ele continuar cantando. Por onde ele passava, era aquela festa! Naquela época, tinha pouca criança, era diferente... Tinha poucas casas aqui em Cambuí. Ele não fazia mal pra ninguém.

Sr. João — Ele morreu num acidente de carro aí na Fernão Dias. O povo dava comida pra ele, todo povo ajudava, um dava comida, outro dava outra coisa. Os padres tratavam dele, davam comida.

Célia — Eu me lembro da Marcolina; ela xingava muito, ela era muito brava; quando ela vinha pela rua e a criançada mexia com ela, chamava pelos apelidos, ela ficava brava e xingava nome feio. O gosto dos moleques era ver ela ficar brava. Um dia ela estava no açougue, e alguém chamou ela de "Sabiá". Ela ficou brava, deu um soco no telefone, que foi parar longe no chão...

D. Hélia — A Marcolina não gostava de trabalhar, não! Falar de serviço com ela era a mesma coisa que bater nela!

Ivo (*que passa pela cozinha a aproveita para narrar um fato*) — Quem não gostava de trabalhar era o Quinhento. Ele só pedia de quinhento! Uma vez, quando eu trabalhava na sapataria do Zé Buraco, ele passou e pediu quinhento. Aí eu falei: quer ganhar três mil e mais um prato de comida? Ele falou: ah, eu quero! O mato no terreiro 'tava meio ralinho, mas 'tava grande. Aí eu chamei ele, levei no terreiro e mostrei o enxadão que 'tava lá e falei: capina essa horta aqui que você ganha o prato de comida e três contos. Ah, ele deu no pé e nunca mais não passava nem na porta da sapataria! Dava volta pelo outro lado da rua, não passava nem em frente (*todos riem*). Ele morava na roça. Tinha cara de bobo, mas de bobo não tinha nada! Ele morreu ali perto do Posto do Zé Ramos, acharam ele morto por ali. Ele pedia dinheiro e bebia, morreu novo. Ele circulava muito lá na parte de baixo da cidade. Andava daquele jeito meio mole dele na cidade, mas, quando pegava a Rodovia pra ir embora pra roça, esticava o corpão e dava no pé! Você não podia nem conhecer. Na Rodovia o batidão dele era outro. Aquele jeitão dele na cidade era só pra pedir esmola!

Célia — Tinha também a Rita Papuda, que ficava brava quando os moleques começavam a gritar: Rita Papuda, Rita Papuda! Ela andava com uma boneca e dizia que era um nenê. Batia nos moleques. Ela enrolava um monte de panos na boneca, e as crianças diziam: ô Rita Papuda, deixa eu ver o seu nenê. Nossa! Ela fica brava, xingava pra valer! Ela não morava aqui, morava do lado do Córrego, e andava por aí pela rua.

Sr. João — Ela era lá da Vargem dos Lopes, que fica ali depois do Córrego. Mas, diariamente, ela vinha aqui pra Cambuí, ficava andando na rua, pedindo esmola.

Célia — Tem uma história que diz que ela ficou doida por causa de criança; parece que ela engravidou e perdeu o nenê; não sei direito, mas tinha uma história assim...

D. Hélia — O povo comentava que ela teve uma criança que morreu, por isso é que ela ficou com aquele maior luxo com aquela boneca. O povo dizia isso, não sei se é verdade.

Ivo — É verdade sim; sei até quem era o pai...

Célia — A Rita Papuda tinha vida sexual, ela morava com uns caras, morava com um, dali a algum tempo morava com outro.

D. Hélia — Ela era vaidosa, gostava de se arrumar, de pôr vestido todo de rendinha, com dourado.

Sr. João — Tinha o Zé Arbano e o irmão dele, o Antônio Catacisco, que andava pela cidade com um saquinho catando cisco. Só fazia isso: pegava todo cisco que encontrava, despejava em algum canto e voltava catando cisco de novo. Já o Zé Arbano já é meio perigoso. Ele é muito medroso.

Célia — Ele tem muito medo de cadeia. Se os meninos fizessem um sinal de grade com os dedos, ele ia com o pau em cima, corria atrás e batia mesmo.

Sr. João — Ele não larga aquele pedaço de pau, só anda com o pedaço de pau na mão.

Célia — Mas ele é bonzinho, né? Ele é medroso, tem medo de carro, de cadeia.

Sr. João — É bonzinho até alguém mexer com ele. Aí, ele parte pra cima, ele não tem noção nenhuma, não é?

Célia — Ele gravava a cara dos meninos que mexiam com ele. Quando aparecia algum menino que tinha mexido com ele, ele apontava o menino e já fazia aquela cara de bravo...

Sr. João — As crianças mexiam com ele por molecagem, pra se divertir, pra ver ele correr atrás delas... É por molecagem mesmo!

Célia — Era por ruindade... Ah, e tem o Brinco também, que não perde um enterro.

Sr. João — Ah, morreu gente, ele já sabe! Vai à Igreja, pega no caixão e fica lá até a hora de enterrar. Geralmente, ele pega atrás do caixão e fica ali. Dali ele não solta, ninguém pode pegar lá. Ele fica até enterrar...

D. Hélia — E ele pede cigarro pra todo mundo. E dá uns pedacinhos de papel à toa, fica distribuindo os papeizinhos.

Sr. João — Isso é mania de jogo do bicho... ele fala: isso aqui é cobra, é jacaré, cavalo, macaco... é como se fosse bilhete.

D. Hélia — Ele tinha um irmão atrapalhado também, o Dito, que era bravo. Um dia eu estava no balcão de uma loja, comprando alguma coisa, quando ele chegou e... pá! Deu um murro sem mais nem menos em mim, que eu quase fiquei sem fala! Era mais novo que o Brinco, faz tempo que ele morreu. Tem uma turma de louco, tem a irmã também. Lá são vários, tudo atrapalhado.

Célia — Estes loucos todos eram pessoas marcantes. Acho que todo mundo se lembra deles, não é? Eram pessoas importantes aqui na cidade. Eu fui ali no Teixeira[1] um dia, ele tinha foto da Floriza, do Zé Arbano, de um outro que é magro e sujo, acho que é o Seu Zé. Eles são parte da história da cidade.

D. Hélia — Tinha uma foto linda da Floriza no asilo, bem na entrada! A Floriza era uma pessoa braba toda vida! Nossa Senhora! A gente não podia falar nada pra ela, ela xingava, fazia cada careta horrível! Se chegasse perto, ela batia; sabe como é, essas pessoas que não são boas de cabeça, que não entendem... O povo gostava de mexer com ela: ô Floriza isso, ô Floriza aquilo... Ela era morena, baixa, de família escura, de rosto grande, narizão, cabelo ruim... Muito porca, não gostava de tomar banho. Depois que ela foi pro asilo, deram banho nela lá.

Sr. João — Ela era meio pancada também.

Célia — (*com expressão de nojo*) Ela era suja, andava pela rua toda suja de sangue de pulga, nojenta. Era porca, meio gorda, andava balançando assim... Um cheiro! Ninguém conseguia nem chegar perto dela.

D. Hélia — Não sei como que conquistaram ela, que conseguiram levar ela pro asilo.

F. — Vocês sabem de onde ela era, de onde veio?

---
1. Fotógrafo profissional da cidade.

D. Hélia — Ela era do Bairro das Areias. A Marcolina, pelejaram pra levar ela pro asilo, mas não conseguiram. Ela não gostava do asilo, não. Ela gostava era de andar pela rua, circular pela cidade. Ela não parava. Tentaram agradar ela, pra ver se levavam, mas ela não queria ir, não.

Célia — Já a Floriza se adaptou.

F. — A Marcolina, pelo visto, além de não querer trabalhar, queria também liberdade de andar pela rua.

D. Hélia — Nem a Floriza gostava de trabalhar. O negócio delas era ficar na rua. A Floriza ainda conseguiu ficar no asilo, mas a Marcolina, de jeito nenhum!

Célia — E a Marcolina andava, hein! Nossa, ela já era velhinha...

D. Hélia — E a molecada insultava ela! Sabe de que jeito que ela fazia? Ela fazia igualzinho criança birrenta. Ela batia a cabeça assim, ó (*imita o modo como Marcolina batia a cabeça na parede*). Batia a cabeça, quando estava com raiva. A Albertina (*uma parente*) levou a Marcolina pra morar com ela, não conseguiu. Porque ela não gostava de trabalhar, não gostava que falasse nada com ela. Qualquer coisinha, ela deitava no chão e tacava a cabeça assim, que nem criança birrenta. A Albertina era sozinha, viúva, levou a Marcolina um colosso de vezes pra morar com ela, mas não conseguiu. Ela não deixava de andar pela rua. Tinha lugar pra dormir e pra comer, mas de andar ela não deixou... E a molecada insultava ela, e ela falava cada palavrão!

F. — O que que a molecada falava pra ela?

D. Hélia — Ficava insultando, falando um monte de bobagem... Ela ficava louca, xingava que você ouvia longe de tanto palavrão que ela falava. Deixava a gente com vergonha. Tinha a boca suja... Os moleques sabiam os apelidos dela, que ela não gostava que falassem... Tinha aquela irmã dela, a Guilhermina, morreu também. Morava com ela lá perto do asilo. A Guilhermina pedia também, mas saía menos de casa. Era de mais idade, era quieta. A molecada não mexia com ela, porque ela era de mais idade. Era diferente da Marcolina. A Marcolina era triste, quando a molecada insultava ela, ela corria atrás... Aí que a molecada insultava, aí que era o gosto da molecada, ver ela correr atrás... ela disparava atrás.

Célia — Apesar da idade, ela tinha um preparo físico invejável.

D. Hélia — É claro, ela comia bem, né? Chegava numa casa, comia, chegava noutra, comia. Era bem alimentada, era forte.

F. — As pessoas davam comida pra ela, não tinha problema de comida?

D. Hélia — Ela comia em qualquer lugar, as pessoas davam, tinham dó, né?

Célia — Com o Zé Arbano também era assim. A mãe da Olinda deixava ele dormir lá na casinha do fundo.

D. Hélia — Até hoje é assim. Ele (*Zé Arbano*) vem aqui, fica aí, fica horas... Come, toma café, toma água, fuma, fica contando dinheiro. Agora, fizeram uma casinha pra ele lá na Vila Nossa Senhora Aparecida, fizeram um mutirão e construíram uma casinha.

Célia — Ele gosta de moça bonita... Ele tem muito medo, acho que de ser agredido.

D. Hélia — Ele não pode ver ninguém com qualquer pauzinho na mão que já fica bravo.

Célia — Mas fica muito feliz com qualquer elogiozinho que você faça. Às vezes, ele aparecia com o cabelo cortado, e eu fazia um sinal mostrando a cabeça e dizendo que ele estava bonito, e ele ficava todo alegre, todo sorridente. Ele gosta que você dê a mão pra ele, que bote a mão na cabeça dele. Ele vai à missa sempre.

D. Hélia — E ele é malvado... Ele gosta de ver os outros caírem. Ele morre de rir, ri de perder o fôlego! Ele gosta de malvadeza.

Célia — E gosta de contar história também. Com gestos, ele conta cada história comprida... Que não-sei-quem foi embora, ou que ele viu um tiroteio...

D. Hélia — Sempre ele vem aqui em casa, fica aí um tempão. Come, toma café, fica contando o dinheiro dele. Separa nota por nota, ele conhece o dinheiro. Ele gosta quando tem bastante dinheiro, fica feliz da vida. Todo mundo dá dinheiro pra ele. Ele mostra o dinheiro e dá risada! Reparte as notas tudo direitinho, põe uma, põe outra, tudo direitinho. Pensa que é bagunçado o dinheiro dele? Não, ele põe direitinho as notas dele. Morre de medo de estranho. Pode ser uma criança! Às vezes, os meus netos vêm aqui, ele fica estranhando. A gente aponta e faz assim (*beija a mão*) pra mostrar que é da família.

Célia — Ah, é, ele tem os códigos dele. Faz assim (*esfrega levemente o dedo indicador de uma mão no da outra*) pra dizer que é casado, ou assim (*apóia a cabeça inclinada lateralmente sobre as mãos unidas*) pra dizer que dorme junto.

D. Hélia — Ele tem medo. Não conheceu a pessoa, ele já fica ressabiado! Fecha a cara!

F. — Ele tem medo do quê?

D. Hélia — Não sei, mas alguma coisa fizeram pra ele; ele tem medo de cadeia. Desde que ele apareceu por aqui na cidade, quando ele ainda era moço, ele já era desse jeito. Faz muito tempo, mais de trinta anos. A Ivone (*filha de D. Hélia*) era pequenininha, agora ela tem 35 anos. A Ivone catava ele, agora ele não pode ver a Ivone que ele já faz assim com a cabeça (*inclina*). Ela tem que passar a mão nele. Ele adora que passe a mão nele, fica feliz da vida.

Célia — Você vê, eles são pessoas queridas, as pessoas têm dó, ajudam, eles não têm problema de sobrevivência. Eles andam pela rua aí, tem um que dá pão, tem um que dá comida, tem outro que dá dinheiro.

D. Hélia — Estão sempre de roupa nova, sapato...

F. — Estou vendo que as pessoas gostam, protegem, dão comida, mas também gostam de insultar, de ver ficar bravo...

D. Hélia — Mas isso é de moleque. A molecada mexe com ele também. Às vezes não precisa nada, é só pegar uma pedrinha, ou então só fazer um sinal que vai pegar, que ele já pega o porrete, já fica todo armado. Revólver de criança, de brinquedo, nossa, ele não pode ver! Ele pode ver na mão de uma criança pequena, ele já fica com medo. Se prepara todo, fica nervoso. Eu já sei lidar com ele. Antes, ele carregava uma garrafinha pra eu dar café pra ele. Uma vez ele vinha atravessando a rua aqui com a garrafinha dele, aquele Zé Luiz vinha subindo de carro — sorte que ele estava devagar —, o Zé Arbano saiu de trás de um carro e, quando ele pôs o pé pra atravessar, o Zé Luiz bateu o carro nele! Quebrou a perna, quebrou de pendurar! O João que pegou ele, que pôs dentro do caminhão e levou pra Santa Casa. Ficou não sei quanto tempo na Santa Casa, esteve lá internado muito tempo. No dia do acidente, quando o João pegou ele, a perna dele balançava!

Sr. João — Eu peguei ele, não sei qual o caminhão que ia passando e parou, não lembro mais, pus no caminhão e levamos pra Santa Casa.

D. Hélia — Nossa, mas a Ivone chorava tanto de ver o Zé Arbano daquele jeito! Chorava, acabou a vida de chorar! Porque ele não saía daqui, né, pedia café, enchia a garrafinha dele pra ir tomando nas andanças dele.

F. — Quer dizer que a Ivone gostava muito dele.

D. Hélia — Nossa, se gostava!

Célia — Eles (*os loucos*) são pessoas muito importantes, não são pessoas inexpressivas, passam a ser pessoas importantes apesar dos problemas.

D. Hélia — Pra gostar de moça, não tem igual o Zé Arbano. É só uma moça começar a conversar com ele, que ele fica todo, todo! Ri alto, dá cada risada de quase perder o fôlego, risada gostosa! Adora as moças, adora que passe a mão na cabeça dele assim. Fica feliz da vida, coitadinho!

Célia — Eles não são pessoas que não têm entendimento nenhum. A Rita Papuda, por exemplo, tem uma coisa interessante que é que ela sempre vivia com alguém, tinha lá a vidinha dela.

D. Hélia — Era brava também! Nossa Senhora, se mexesse com ela, ela virava uma fera. O assunto dela era casamento, o sonho dela era casar, coitada. Gente bobo tem isso, né? Não sei o que eles pensam, deve ser por causa da união, de ver a família junta...

2ª entrevista

Entrevistado: Sr. Luiz Cândido (81 anos)
Data: 15 de janeiro de 1995

    O Sr. Luiz Cândido nasceu no bairro rural das Areias, município de Cambuí, onde viveu até seu casamento; já casado, morou alguns anos no bairro rural do Portão, estabelecendo-se posteriormente na cidade de Cambuí. Trabalhou durante a maior parte de sua vida ativa como comerciante no ramo de fumo. Por motivos tanto pessoais como profissionais, conheceu profundamente toda a região em torno do município de Cambuí. É considerado hoje em dia como um dos maiores conhecedores da história e do passado da cidade.
    Hoje viúvo, o Sr. Luiz vive em uma casa anexa à de uma de suas filhas. Nossa conversa, que ocorreu em uma tarde quente de domingo, na sala de sua casa, não se restringiu ao que aqui registrei. Encerrado o tema dos loucos, tive a oportunidade de escutar do Sr. Luiz uma série de histórias interessantíssimas que mesclavam a história de sua própria vida com a da cidade de Cambuí. Fatos de seu passado pessoal vieram à tona, assim como acontecimentos marcantes para a história da cidade, envolvendo personalidades de um tempo antigo que eu, até então, apenas podia identificar como nomes de alguns dos logradouros públicos municipais...
    F. — Seu Luiz, eu sei que o senhor é uma pessoa que conhece muito as histórias de Cambuí. Eu gostaria de pedir pro senhor me contar um pouco sobre os loucos de rua da cidade, destes que anda-

vam por aí pelas ruas. O senhor se lembra em especial de algum deles pra me contar?

Sr. Luiz — Eu me lembro muito do Zé do Binho. Ele andava com uma caixa, batendo. Ele era de família de São Mateus. Em tudo quanto é festa ele estava, ele sabia. Era igual o André: morreu uma pessoa na cidade, o primeiro que sabe é o André. O Zé do Binho não perdia festa, andava com uma caixa batendo. Ele cantava: "Fui passar na ponte / a ponte tremeu / água tem veneno, baiano / quem bebeu morreu" (*canta*). Uma vez, lá no Bom Repouso, furaram a caixa dele. Ele chorou a semana inteira, até fazerem outra caixa pra ele! A vida dele era só aquilo. Fechava os olhos e cantava na festa, no meio do povo, rodeava o dia inteiro cantando. E, no fim, o povo todo queria bem ele, porque ele não mexia com a vida de ninguém! O povo tratava bem ele, dava comida, mandava ele parar de cantar, abria os olhos dele pra dar comida pra ele: "Ô, pára aí um pouquinho", e dava um salgadinho pra ele; eu mesmo dei comida pra ele muitas vezes. Ele era de família de São Mateus, eu conheci ele desde menino. Até não faz muitos anos que ele morreu. Festa no Bom Repouso, festa na Estiva, festa em Pouso Alegre, todo lugar, acabava de tocar a banda e você escutava o batido do Zé do Binho. Era a coisa mais incrível! Ele era uma pessoa que só deu alegria pro povo. Andava com os olhos fechados, se viesse um carro tinha que desviar dele. Era dia e noite ele com aquela caixa dele na rua. Um homem daquele virou santo, porque um homem daquele não fez nada de ruim neste mundo. Nada, nada!

F. — O senhor sabe como ele ficou deste jeito?

Sr. Luiz — Desde menino ele pegou de fazer uma caixinha e ficou com aquilo.

F. — Ele vivia do quê?

Sr. Luiz — Ele não trabalhava nada, nada. Vivia de esmola, de festa em festa. Não tinha família, morreu todo mundo e ele ficou assim.

Tinha também o Geninho, que era pedidor de esmola pra festa do Divino. Eles saíam por aí, o Ico com a viola e ele com a bandeira. Saíam por aí com a bandeira — isso era naquele tempo, hoje não se usa mais, né? — pedindo esmola pra festa, ficava um ano! Acabava a festa de Nossa Senhora do Carmo aqui em Cambuí, ele já pegava a bandeira e saía, e só chegava na véspera da festa com o dinheiro. Ele ia por aí, chegava na porta das casas com a bandeira do Divino e cantava pra pedir esmola. Com aquilo ele comia, pedia pouso. Ficava um ano fora de casa! Naquele tempo eu fui comprar porco magro lá no sertão de São Mateus, eu não conhecia o caminho, arranjei o Ico pra ir comigo. Isso faz 60 anos. Ele foi comigo pra ensinar o caminho e levou o violão. Ficava tocando violão, a vida dele era aquilo. Morreu novo até, o rapaz! Quando ele foi comigo comprar porco magro, ele contava pra mim as passagens, por onde é que eles andavam, pelo Estado de São Paulo. Iam até Ourinhos, saíam não sei pra onde, saíam pra Ribeirão Preto! Iam com a bandeira do Divino, pedindo. O pessoal era religioso e dava aquela esmolinha. Eles iam ajuntando aquilo numa patrona[2] e traziam; entregavam pro festeiro.

F. — Sempre que chegava a festa eles vinham pra cá?

Sr. Luiz — Chegavam aqui e entregavam o dinheiro pra festa, o dinheiro do Divino, pra festa de Nossa Senhora do Carmo aqui, e tiravam o ordenado deles por mês. Era assim! (*ri*). Tinha muita coisa diferente!

F. — E a Floriza, Seu Luiz? Me disseram que o Senhor sabe bastante coisa sobre ela...

Sr. Luiz — A Floriza nasceu lá nas Areias, na fazenda do Vicentinho Felisberto, em 1887; quer dizer que em 1900 ela já tava com 13 anos. Ela era de família muito pobre, foi criada no cativeiro lá no Sertão Grande naquele tempo. Esse Vicente Felisberto tinha a negrada que ele vendia no cativeiro. Às vezes, eu encontrava com o Arcanjo, filho do Vicente Felisberto, e ele me perguntava: "E a Floriza, tá forte? Ê, aquela mulher é velha! É do tempo do cativeiro lá da casa do meu pai ainda!". Eles contavam que, quando ela era menina, ela comia no cocho junto com aqueles pretinhos. Faziam aquele cocho comprido, cada um pegava uma colher de pau e comia. Então, aqueles negrinhos, quando brigava um com o outro, pegava a colher de pau e tacava assim... quando acabavam de comer a janta deles, tava todo mundo cheio de mingau. Depois, a Floriza veio pro Portão e, de lá, veio pra Cambuí. Quando ela morreu aí no asilo, ela não tinha documento. Fizeram o documento dela com 100 anos, mas era muito mais!

F. — E é verdade que ela não tomava banho?

Sr. Luiz — Não tomava banho. No meu tempo, lá no Portão, antes dela vir pra Cambuí, eles ajuntavam uma turma, pegavam ela na marra e davam um banho nela. Ela ficava brava, que só vendo! Depois, ela ficou por aí jogada, coitadinha! Não tomava banho, não.

---

2. Espécie de bolsa de couro usada, principalmente, no meio rural.

Só gostava daquela correntada no pescoço, aquele mundo de coisas que ela usava. Eu conheci demais, muitos anos. Só que eu me casei já faz 60 anos; eu já conhecia ela, ela já era velha! Ela era vizinha daquele povo da minha sogra lá no Portão. A família dela foi morrendo e ela foi ficando jogada por aí. No fim, levaram ela pro asilo. Lá deixaram ela arrumadinha, deram banho nela.

    F. — O senhor se lembra de mais alguma coisa sobre ela?

    Sr. Luiz — Ela gostava de benzer, de ser benzedeira, mas ela não sabia nada dessas coisas... Era brava!

    (Nesse momento, coincidentemente, Zé Arbano passa em frente à casa do Sr. Luiz Cândido.)

    F. — E o Zé Arbano, o que o Senhor sabe dele?

    Sr. Luiz — O Zé Arbano é gente lá do bairro dos Lopes. Ele tinha um irmão que era atrapalhado também, o Antônio Cata-cisco, que andava por aí com um saquinho catando cisco. Só fazia isso. Depois parece que levaram ele pra Franco da Rocha, pro hospital, internaram ele lá. Parece que até ele tá vivo até hoje. Eles tinham uma irmã também, que andava por aí com uma boneca nos braços, uma boneca toda enrolada de pano. Era doida também, é coisa de família, tudo atrapalhado! O Zé Arbano vem pra cidade, pede dinheiro, o povo tem dó e dá, né? Mas você pensa que é para ele? Nada! Tem um casal lá nos Lopes que fica com o dinheiro todo. Eles mandam o Zé Arbano ficar aqui pedindo e depois ficam com o dinheiro. Coitadinho dele, ele chega lá nos Lopes com o dinheiro e eles já tocam ele de volta aqui pro Cambuí, pra pedir mais. E olha que ele tem de andar um tantão a pé pra chegar lá!

3ª entrevista

Entrevistada: Margarida Maria de Almeida e Souza (42 anos)
Data: 28 de janeiro de 1995

Margarida nasceu na cidade de Consolação, distante 20 quilômetros de Cambuí, em uma família que vivia da atividade rural; já adolescente, morou por um pequeno período na cidade de Paraisópolis, onde trabalhou como empregada doméstica. Aos 18 anos mudou-se, com a família, para a cidade de Cambuí, aí também trabalhando como empregada doméstica. Casada há 15 anos, mora há 10 no bairro rural da Água Comprida, município de Cambuí, distante aproximadamente oito quilômetros da cidade. Junto com o marido e os três filhos, cuida do sítio próprio, do qual tira seu sustento.

Para atingir sua casa, tive de deixar o carro estacionado à margem de uma estradinha de terra vicinal e, a pé, vencer um campo de arroz por uma trilha que consistia de um estreito aterro, já que o arroz se planta em várzeas úmidas, sujeitas a alagamento na época das chuvas. Depois do arrozal, a trilha adentrava uma capoeira de sassafrazes, agradável pela beleza e pelo aroma das árvores, em algumas das quais já se podiam avistar as caixas das abelhas criadas por Margarida e uma ou outra siriema arisca em fuga. Vencido o pequeno bosque, já me encontrava a poucos metros da porta da cozinha da casa, cercado de galinhas, patos e galinhas d'angola.

Nossa conversa deu-se em uma tarde de domingo, dia em que ela poderia receber-me com maior tranqüilidade, por estar no recesso das duras atividades cotidianas do sítio, que a ocupam do raiar ao pôr do sol. Assistidos por seu filhos — atentos ao extremo em nosso assunto — conversamos confortavelmente instalados na pequena varanda de sua casa, desfrutando da paisagem rural que se nos descortinava, e devidamente abastecidos de café quente e de leite fresco.

F. — Eu sei que você conheceu bastante a Rita Papuda. Eu gostaria que você me contasse um pouco sobre as recordações que você tem dela.

Margarida — Eu me lembro que ela andava sempre daqui de Cambuí até Consolação e Paraisópolis. Ela sempre fazia este trajeto: ia daqui até lá e, depois, voltava de Paraisópolis pra cá pelo mesmo caminho, com o saco nas costas e com as bonecas que ela carregava.

F. — Como é essa história das bonecas?

Margarida — Segundo o povo diz, ela andava com as bonecas por causa de uma criança que ela teve e perdeu. Desde que isso aconteceu, ela passou a andar segurando as bonecas. Ela sempre foi louca; desde que eu conheci ela, que eu era menina ainda de escola, ela já era andante aí pelas estradas. Eu me lembro dela desde que eu ainda era criança, quando eu morava lá em Consolação; depois, quando eu morei em Paraisópolis, eu também me lembro da Rita, que estava sempre por lá. Teve uma época que ela apareceu com um homem lá, dizia que era marido dela. Ela aparecia sempre na casa do meu avô, que era na beira da estrada, pedia pouso, pedia comida; às vezes deixava o saco dela lá, ia até Consolação e depois voltava pra pegar o saco de roupa suja que ela carregava sempre nas costas. E quando ela apareceu com as bonecas, ela tinha uma mania de andar até uma certa altura com uma das bonecas; conversava, conversava com a "filhinha" dela, que era a boneca, deixava ela lá e voltava pra trás pra buscar a outra boneca; pegava a outra, levava até o ponto onde tinha ficado a primeira; aí pegava a primeira e deixava a outra, e assim ia: ela nunca carregava as duas ao mesmo tempo, era sempre uma de cada vez. Isso não é coisa de gente normal, né? Ia só de trecho em trecho...

F. — E como era o contato dela com as pessoas?

Margarida — É engraçado! Aqui em Cambuí vocês chamavam ela de Rita. Mas, lá em Consolação, a gente conhecia ela pelo nome de Chica, Chica da Porta ou Chica Papuda. Eram os dois nomes que a gente insultava ela. E ela ficava brava, chegava a correr atrás da gente! Ela não tinha casa. Quando ela estava por lá, ela sempre pedia pouso na casa do meu avô. Ou então, às vezes, ela deitava embaixo das árvores na beira da estrada. Lá na casa do meu avô, sempre ela dormia. Eles arrumavam um colchãozinho lá na casinha de fora pra ela, e ela dormia com o "hominho" dela lá. A casa do meu avô era rente à estrada, então todos os andantes iam pedir pouso lá. Eles tinham um colchãozinho de palha que eles jogavam no chão e davam pouso pra essas pessoas. Se quisessem tomar banho, eles arrumavam o banho... Cada época a Rita aparecia com um homem, acho que era o que ela achava... Sempre tinha um; morria aquele, ela arrumava outro...

F. — Você se lembra das coisas que ela falava?

Margarida — Ela andava falando sozinha pelas estradas, a gente não entendia muito bem. Eu me lembro é de uma história dela. Certa ocasião, ela chegou lá na casa da madrinha (que era a mulher do meu avô) com um nenê no braço, que estava todo assado, desnutrido. Parece que ele tinha nascido no meio do mato, nas andanças da Rita. Ouvi dizer que ela tinha dado a luz embaixo de uma paineira que tinha num pasto por lá. Aí, a madrinha pediu pra ela o nenê. Ela disse: "Chica, você deixa o nenezinho aqui, eu cuido dele pra você, e quando ele estiver bonzinho você volta pra pegar". E assim ela fez: de tanto a madrinha agradar, ela deixou o nenê com a madrinha. A madrinha cuidou de dar comida, mamadeira, o nenezinho estava bonzinho. Mas aí a Rita voltou pra buscar o nenê e, como ela era louca, não entendia de criança, o nenezinho acabou morrendo! Ela não cuidou da criança. E foi depois disso que ela começou a andar com esses velhos e com as bonecas. Não sei se foi pela falta que ela sentiu da criança...

F. — Quando ela andava com a boneca dizendo que era filha dela, qual era a reação das pessoas? Alguém dizia alguma coisa a respeito disso pra ela?

Margarida — As pessoas diziam, sim; diziam que era boneca, mas ela ficava brava! Dizia que não era, que era a filha dela! Às vezes alguém dizia: "ô Rita, joga essa boneca fora, você fica andando com ela pra baixo e pra cima, isso aí é boneca de pano". Ela ficava brava, xingava as pessoas... Mas, aqui em Cambuí, ela ganhava as bonecas, alguém dava pra ela. Eram duas bonequinhas de pano, duas "judinhas". Tinha um "calipá"[3] depois da casa do meu avô e ali ela estendia um pano e deitava pra descansar com a boneca: o saco do lado, a boneca

---
3. Eucaliptal.

e ela. E a gente, que era criança de escola, passava por ali, via ela e já ia insultar, já ia perturbar ela. Ela saía louca de brava atrás. "Essa criançada que não dá sossego!", ela gritava e saía louca atrás... A gente xingava ela de "Chica Papuda", pedia a boneca dela pra gente. Mas o povo não era muito de judiar dela não, era só a gente que era criança que insultava. Mas também não era brincadeira de judiar dela não, era só pra amolar. Todo mundo, no fundo, gostava dela, porque todo mundo ajudava. A madrinha chegava a enrolar pra ela as bonecas no pano, tudo direitinho, como se fosse mesmo uma criança. Arrumava as bonequinhas pra ela, dava corda pra aquelas coisas dela... Quando a Rita ia dormir, a madrinha arrumava a água pra ela lavar os pés — o povo antigo tinha esse costume —, dava o pano pra ela enxugar. Ela mostrava as roupas que ela guardava no saco, só que ninguém podia pôr a mão! Ela tinha medo que roubassem as roupas dela, então ninguém podia pôr a mão nas coisas dela. Outra coisa é que ela tinha um papo[4] enorme, e ela não gostava que o povo dissesse: "ô Chica Papuda".

F. — O que mais você se lembra sobre ela?

Margarida — Ela tinha mania de falar que ela tinha arrumado um namorado e que ele tinha "feito mal" pra ela, e que, como ela era "de menor", ela-ia se casar na delegacia com ele (ela sempre falava que ela era "de menor", que tinha 17 anos, até quando ela já era bem mais velha). Aí, ela arranjava uns papeizinhos e entregava pras pessoas dizendo que era o convite pro casamento dela. Às vezes alguém escrevia alguma coisa pra ela nos papéis, imitando um convite de verdade, e ela mostrava aquilo pra todo mundo. A história dela era o casamento. Ela deve ter tido alguma desilusão, só pode ser isso! Ela só contava história de casamento, dizia que ia casar, que tinha arrumado um homem bom... Daí a algum tempo, ela já aparecia brava, dizendo que aquele lá não ia casar mais... Logo ela já aparecia com outro. Mas ela arrumava cada um mais pior do que ela ainda! Uma vez, a madrinha achou que o homem ia morrer na casa dela, de tão ruim que estava o velho que a Rita levou com ela! A madrinha falou: "nós vamos deixar esse velho dormir aqui, mas amanhã nós vamos ter de fazer o enterro dele!". O velho não agüentava nada, não agüentava acompanhar a Rita. O engraçado é que a gente não sabia onde é que a Rita arranjava esses velhos. Eles eram estranhos pra nós, e olha

---
4. Forma popular de designar o *bócio endêmico* (hipertrofia da glândula tireóide causada pela carência de iodo).

que a gente conhecia todo mundo de lá. Ali por aqueles lados da Vargem do Paiol, a gente tinha noção das pessoas, né? Ela devia achar eles, decerto, pelos matos por aí, por esses bairros, sei lá! E era só morrer um, em pouco tempo a Rita estava com outro. Teve uma época que ela andava com um velho que ia na rua com ela puxando um caminhãozinho de brinquedo! Ela com a boneca e ele com o caminhãozinho! Acho que ela já pegava esses velhos meio na hora de morrer mesmo. Pra ir daqui a Consolação, a gente com saúde faz em quatro horas caminhando. Agora, um velho desses, chega lá morto! E a Rita ia de pouquinho, parava num lugar e lavava o pé, parava noutro e comia, parava noutro e dormia e assim por diante. Ela andava por aí tudo, era muito conhecida. Neste trecho da estrada aí, daqui a Consolação, pra quem você perguntar, todo mundo lembra da Rita, todo mundo sabe quem era ela. E a parada dela que eu mais me lembro é aquela do "calipá": lá tinha três bambuzeiros, então era um lugar bem sombrio, bem gostoso. Ali, se tivesse fazendo calor, ela passava o dia deitada. Punha os dois sacos de lado, as bonecas, e ficava. Comida ela tinha, tudo mundo dava, ela não precisava nem de pedir. Era só ela chegar na casa da madrinha, e a madrinha já dava a comida dela... Coitada da Rita!

F. — E como foi o fim da Rita? Você se lembra?

Margarida — Coitada da Rita! Parece que encontraram ela morta no mato, já tinha morrido há algum tempo, estava com os bichos saindo pelo corpo.

F. — Você se lembra de algum outro louco destes que andam por aí?

Margarida — Tem o Zé Arbano, que até hoje anda por aí tudo. Eu me lembro dele já de antigamente, quando ele ia sempre lá na Vargem do Paiol. Ele anda por aí tudo, conhece tudo que é atalho por essa roça. Eu sempre vejo ele por aqui na Água Comprida, andando pela estrada ou pegando algum atalho no pasto. Ele aparece aí, a criançada já vai insultar ele! Nossa, ele fica bravo, corre atrás, joga pedra. Ele tem muito medo de criação e de carro. Quando aparece algum carro na estrada, ele já fica desesperado, pula até a cerca e sai correndo de medo. Parece que é por causa do acidente que ele sofreu; ele foi atropelado lá em Cambuí. Quando ele vê carro, ele sobe até em cima do barranco de medo. E o povo, pra insultar, já vai beirando o carro perto dele, que o povo aqui já conhece ele e vai chegando o carro perto só pra ver ele subir no barranco. E ele fica apavorado, ele volta correndo pra trás, coitadinho! Agora que ele está velho, ele não está saindo muito pra longe, não está agüentando. Parece que fizeram uma casinha pra ele lá num cantinho da Vila Nossa Senhora Aparecida, no "estradão".

4ª entrevista[5]

Entrevistado: José Lourenço Limoeiro[6] (43 anos)
Data: ano de 1996, durante conversas conversas ocorridas em meses diferentes

José não é um cambuiense nato, embora o seja na prática. Nascido em uma cidade do sul de Minas próxima a Cambuí, aí passou a viver ainda muito criança. Tanto ele como seus pais e irmãos, pode-se dizer, tornaram-se cambuienses com o passar do tempo, pois criaram fortes vínculos afetivos e de trabalho com a cidade, que perduram há quatro décadas.
Aos 20 anos, José mudou-se para São Paulo, onde se graduou em Comunicações. Formado, passou a residir na capital mineira, trabalhando como assessor de imprensa, função que exerce até hoje. Mesmo morando fora de Cambuí, sempre se manteve bastante ligado à cidade, onde ainda vive sua família e de cuja vida social participa ativamente. Nossas conversas ocorreram em Cambuí, na casa de sua família, em fins de semana em que coincidia de estarmos ambos na cidade. Minha iniciativa de entrevistá-lo deu-se pelo fato de, há muito tempo, sabê-lo bastante interessado pelos loucos de rua da cidade.

---
5. Esta entrevista, diferentemente das outras, foi feita em diversas etapas. Assim, julguei melhor apresentá-la editada, destacando apenas os trechos que compõem um depoimento coerente, e eliminando as perguntas, que não tinham papel relevante para sua compreensão.
6. Nome fictício sugerido pelo próprio entrevistado, que, por razões de foro íntimo, preferiu não ter seu nome publicado.

De acordo com sugestão do próprio entrevistado, ao editar seu depoimento, eu o dividi nas seguintes partes: as "reminiscências" (memórias arcaicas, com pouca nitidez), as "outras lembranças" (memórias de figuras que, na opinião do entrevistado, não eram os "protagonistas" no palco das ruas, mas que foram marcantes para ele próprio), e os "protagonistas" (lembranças mais extensas de loucos mais "públicos", aqueles célebres, de quem toda a cidade dava notícia).

Reminiscências

Eu lembro-me de alguns loucos que viviam quando eu ainda era muito pequeno e que depois sumiram, morreram... Não tenho uma lembrança muito nítida, só uma memória meio enevoada de algumas passagens. Não tenho muita coisa a dizer deles, mas posso falar um pouquinho do que me lembro.

* * * * *

Tinha aqui um tal **Chico Louco**, que às vezes passava tocando pandeiro e dançando animadamente pela rua, e eu me lembro de que as crianças iam atrás dele, também muito animadas. Parecia que a animação do povo era o que o fazia ainda mais entusiasmado para tocar e dançar. Lembro-me de que, uma vez na escola, comentei com um colega sobre o Chico Louco e ele me disse que eles tinham um certo parentesco. Aquilo me impressionou, pois a gente nem imaginava que aqueles doidos eram como nós, que tinham família, parentes, essas coisas. Eles eram tão soltos, tão livres! Eu fiquei sabendo, nessa ocasião, que o Chico Louco era lá do Rio de Peixe, meio aparentado com a família dos Pereiras que vive por lá. Parece que ele tinha ido morar no Paraná durante muito tempo e depois, quando voltou, passou a ter aquela vida: tinha ficado louco. Mas dizia-se que ele era inteligente, que tinha estudado... Eu me lembro pouco dele, mas o que é mais marcante nessas recordações é a alegria que ele parecia ter e transmitir; o clima de festa envolvia a sua passagem pela rua. Não me lembro de que as crianças o insultassem, "mexessem" com ele, como costumávamos dizer. Digo isso porque alguns loucos eram agredidos, ficavam furiosos, corriam atrás da gente pra pegar, pra bater, jogavam pedra. Mas o Chico Louco não, pelo menos pelo que me lembro; o clima era de festa mesmo. Mas, de repente, o Chico Louco sumiu, parece que foi atropelado na rodovia Fernão Dias, não me lembro bem direito...

* * * * *

Tinha o **Patinho**, que não era anão mas era muito baixinho. Não me lembro se ele era só bêbado ou se era louco também, mas acho que não faz muita diferença. Além dos loucos de verdade, tinha por aqui alguns bêbados que, durante a bebedeira, se tornavam também loucos. Do Patinho eu tenho uma memória pouco detalhada. Lembro-me dele passando na rua, às vezes bravo porque alguém lhe dizia alguma coisa pouco agradável. Não sei porque ele tinha esse apelido, mas o que me parece é que ele não gostava de ser chamado de "Patinho". Acho que era isso, não me lembro bem.

* * * * *

Um outro louco era o **Marcola**. Era bem branco e tinha uma barba comprida, parecia um gnomo. Era uma figura muito impressionante. Eu era muito pequeno e, pra mim, ele parecia uma coisa de sonho. Tenho pouquíssimas lembranças dele, e a principal era do seu rosto marcante. Já nem sei se é mesmo lembrança minha ou se eu já estou "viajando" com essa conversa sobre loucos, mas acho que ele tinha um vozeirão também impressionante. Ele gritava com aquela voz: "vai chover", alongando-se na fala, o que dava um tom solene à sua previsão do tempo... Outra coisa de que me lembro é que, quando as pessoas lhe perguntavam se ele era casado, ele respondia algo como: "casar mesmo, que é bom... *fiap*!". Essa última palavra, essa interjeição, era bem característica sua, e me lembro que as pessoas riam muito do jeito como ele a pronunciava. Coitado, eu acho que ele era sozinho... Não sei de mais nada sobre ele, só que ele desapareceu da cidade quando eu era bem pequeno, deve ter morrido. Se não me engano, ele não era da cidade, ele vinha lá do alto dos campos, lá dos lados de Senador Amaral.

Outras lembranças

Sempre passava na rua da minha casa um sujeito bem estranho, baixinho, moreno, de olhos verdes. Estava sempre de chapéu e até que não era dos mais mal vestidos. Não me recordo do seu nome, parece que era **Chico**. Mas o que interessa na história dele é que, segundo constava, ele tinha horror ao trabalho, não pegava na dureza de jeito nenhum. Então, quando ele vinha vindo, a gente gritava assim: "Vem cá, tem um montinho de lenha aqui pra você rachar". Pronto! Era o que bastava pra ele ficar furioso, começar a xingar e a praguejar. É engraçado! Quem me ensinou essa fórmula de bulir com o pobre sujeito foi o meu irmão mais velho. Meus irmãos eram mestres nessa arte de mexer com os coitados! Eu não vou negar que, às vezes, também mexia com eles, mas acho que, além de ter um pouco mais de pena, eu também era mais medroso... Esses loucos, em geral, não trabalhavam, eram pobres e muitos deles viviam de pedir esmola, e o povo não perdoava isso, dizia que eram vagabundos. É bem verdade que, às vezes, a gente ouvia também alguém dizer: "ah, coitadinho dele, é doente, como vai poder trabalhar?".

* * * * *

A **Isabel** era já meio velha (aliás, não sei nem se ela já morreu), pois me lembro que tinha cabelos esbranquiçados, amarrados em rabo de cavalo. Ela era mãe do **Dito Cowboy**, um sujeito que andou preso por alguma coisa que fez. Não sei que fim ele levou, mas ele era até meio amigo da minha casa, fazia um servicinho ou outro por lá... Da Isabel, o que eu me lembro é que, às vezes, ela passava na rua junto com a Rita Papuda (essa, sem dúvida, uma "grande louca" da cidade!). Então a gente gritava assim quando ela vinha vindo: "Isabéééé" (*finalizando o seu nome com a sílaba "bé" pronunciada de modo a imitar um cabrito berrando*). Coitada, ela perdia completamente as estribeiras...

* * * * *

O **João Lameu** sempre passava na calçada no fim da tarde, com uma indefectível sacolinha pendurada no braço, com um pé enfaixado próximo à altura do tornozelo. Não sei se ele tinha alguma coisa no pé, uma erisipela ou qualquer coisa assim. Ele era baixinho, um pouco gordinho, e andava devagarinho, meio manquitolando. Não mexíamos com ele. Ele era alegre, não sei se tinha algum retardo... Então ele vinha pela calçada sorrindo e saudando as crianças, dizendo: "ô, quiança, ô, quiança", deste jeito infantil de falar. Mas ia sempre caminhando, não parava pra conversar muito não.

* * * * *

O **Sartico** era quase anão, de tão pequeno. Era meio do tipo do Patinho. Ele vinha do Rio do Peixe para a cidade. Passava na rua descalço (aliás, diga-se de passagem, como quase todos esses de que falo aqui), não sei se bêbado. Não sei qual era o seu nome de verdade. Mas, aproveitando-se de seu apelido, a criançada gritava ao vê-lo passa: "ô, *sarto* de sapato!".

* * * * *

Agora, tinha também os bêbados, que pareciam, de certo modo, com estes loucos, porque eles acabavam ficando como os loucos durante a bebedeira, e as crianças também se divertiam mexendo com eles. Alguns metiam medo, pelo menos em mim... O **Zé da Dorfa** era um deles. Ele ficava muito bravo e corria atrás de quem mexesse com ele. Uma vez eu o vi correndo pela rua, atrás de uns moleques, com um relho estalando na mão. Eu me lembro que fiquei com medo dele. Os meninos da minha rua diziam que ele mantinha relações sexuais com a própria mãe, a Dorfa, uma coisa horrível, não é mesmo? Não sei se era verdade ou fantasia. Ele morava com ela em uma casa ali no Buraco Quente (que é como chamávamos antigamente aquela parte da cidade, hoje tão central!), e parece-me que ela também bebia.

* * * * *

O **Zé Ramiro** era muito especial para mim. Acho que ele não era do tipo muito conhecido na cidade, mas ele era muito ligado à minha casa, nós gostávamos muito dele (eu especialmente, quando era pequeno), e acho que ele também gostava muito de nós. Ele era bem preto, retinto, e tinha uma ginga danada. Gostava de cantar, sapateando e batucando com as mãos. Sapateava muito bem, tinha um ginga especial que certamente remontava às raízes africanas. Então, ele passava na minha casa no fim da tarde, ou nos fins de semana, quando ele não tinha de trabalhar e enchia a cara de cachaça! (este trabalhava, sim; morava na roça, lá pro lado dos Vazes). Aí, ele começava a dar um showzinho especial pra gente, todo mundo se divertia com ele. Até o meu pai, que era do tipo mais sisudo, tinha uma deferência especial pelo Zé Ramiro e dava corda pra ele ir cantando e falando coisas engraçadas. Ele tinha lutado na Revolução de 1932, contava muitas histórias sobre sua participação, deitava no chão como se estivesse na trincheira e fazia um barulho imitando o som produzido pelas armas.

O Zé Ramiro dizia que ia ser o meu padrinho de crisma. Toda vez que ele passava em casa falava que, na próxima vez que o bispo viesse à cidade pra fazer a crisma, ele ia-me crismar. Chamava-me de afilhado e, na minha casa, referiam-se a ele como meu padrinho. Diziam: "o seu padrinho tá lá fora, querendo te ver". Eu já sabia que era ele e corria ao seu encontro. É curioso que, nos dias de semana, quando ele não tinha bebido, ele passava cabisbaixo, meio envergonhado, na outra calçada, e não vinha falar com a gente. Mas, quando bebia, era uma animação só. Eu me lembro também que a mãe dele era uma mulher muito curiosa. Era muito séria, calada e andava sempre cabisbaixa, com um lenço na cabeça que encobria parcialmente um dos olhos. Nunca escutei a sua voz. Mesmo quando o Zé Ramiro estava dando um de seus "espetáculos" na rua, ela assistia a tudo muda, sem nada dizer e sem alterar a sua expressão. Depois de tudo acabado, seguia embora com ele.

Até pouco tempo atrás, eu morando fora, ele ainda dava uma passadinha na casa da minha mãe de vez em quando, e deixava um saquinho de feijão, que ele tinha plantado e colhido, pra ela mandar pra mim... Eu sempre mandava minhas roupas usadas e sapatos pra ele.

Eu me lembro de uma coisa engraçada, no dia de uma festa qualquer na cidade, acho que da padroeira Nossa Senhora do Carmo. Eu estava na frente de casa, conversando com alguém. Ele passou, já bem "animadinho" e pediu um trocado pra mim. Então, eu lhe dei cinco vezes mais do que ele tinha pedido e disse o contrário do que normalmente dizem ao dar uma esmola: "olha, tá aqui esse dinheiro, mas veja lá se não vai me torrar com qualquer coisa que não seja pinga, hein! É só pra pinga!". Ele, que era muito perspicaz e bem humorado, riu tanto daquela subversão, que quase caiu. E me tascou um beijo estalado na bochecha e se mandou, decerto pra tomar logo uma branquinha.

Uma outra coisa interessante do Zé Ramiro é que ele era muito esperto pra se defender, um corisco. Às vezes, numa bebedeira, ele aprontava uma qualquer, uma briga — parece que uma vez ele até esfaqueou alguém — e ia dormir umas noites no xadrez. Mas, para capturá-lo, não era nada fácil, não. Precisava de um monte de soldados pra conseguir, ele driblava todos. E, quando chegava alguma notícia dando conta de que ele tinha sido preso, eu entrava em verdadeiro desespero. Eu me lembro de correr até o trabalho do meu pai, pra pedir pra ele ir logo lá na cadeia interceder pelo Zé Ramiro. E acho que ele chegou, efetivamente, a fazer isso algumas vezes.

* * * * *

O **Geraldo Cassiano** era um tipo muito interessante. Era (não sei se já morreu, talvez ainda viva) um pretão com quase um metro e noventa de altura, e tinha uma voz muito forte, uns olhos esbugalhados, uma boca imensa e um papo[7] incipiente, não muito desenvolvido; andava sempre de chapéu. Morava ali no caminho dos Vazes, no bairro dos Silvas (eu fiquei sabendo disso porque, uma vez, caminhando pela roça com alguns amigos, vi o Geraldo na porta da casinha dele, próximo à estradinha de terra). Ele aparecia na cidade durante o Carnaval e passava as noites nas ruas cantando, com aquele seu vozeirão, as músicas de Carnaval mais tristes, de amor perdido, de desilusão amorosa. Coitado, a escolha das músicas devia ter tudo a ver com a vida dele. Era solitário, acho que não conseguia ter uma mulher. Ele era meio galanteador, gostava de cantar pras moças. Se via uma moça bonita, tentava se aproximar, cantava uma música, fazia uma serenata. As moças se intimidavam um pouco, algumas sentiam medo. Mas ele nunca avançava o sinal, não representava perigo nenhum pra ninguém. Nunca sorria. Seu rosto era de uma tristeza imensa, seu canto era de uma melancolia de fazer doer, quase um soluço...

Às vezes, eu já estava na cama, quase dormindo, e escutava lá na rua aquele vozeirão cantando em tom de lamento: "Ai, morena...". Eu ficava muito curioso, porque aquela figura me impressionava muito, e corria até a janela pra poder vê-lo passar. Era algo muito melancólico, cortava o coração.

---

7. Bócio.

No Carnaval, ele ficava a noite toda zanzando na praça, até cair de bêbado num canto qualquer. Eu me lembro de uma vez ter ajudado a tirá-lo do meio da calçada, em uma madrugada de Carnaval, pra ajeitá-lo no cantinho de uma casa, pra ele dormir um pouco mais sossegado! Hoje em dia, ao lembrar do Geraldo Cassiano, penso em um poema do Manuel Bandeira chamado *Na boca*[8], que fala de uma história que bem poderia ser a dele. Não me recordo de cabeça do poema todo, mas ele começa assim:

> Sempre tristíssimas estas cantigas de Carnaval
> Paixão
> Ciúme
> Dor daquilo que não se pode dizer.
> E tem um pedaço que diz assim:
> Felizmente existe o álcool na vida
> E nos três dias de Carnaval éter de lança-perfume
> Quem me dera ser como o rapaz desvairado!
> O ano passado ele parava diante das mulheres bonitas
> E gritava pedindo o esguicho de cloretilo:
> — Na boca! Na boca!
> Umas davam-lhe as costas com repugnância
> Outras porém faziam-lhe a vontade.

Não tenho visto o Geraldo ultimamente. Mas acho que ele ainda está vivo.

* * * * *

A **Guilhermina** era irmã da Marcolina. Como a irmã, era muito baixinha, quase anã. Tinha os olhos verdinhos, era levemente corcunda e morava na antiga Vila São Vicente de Paulo, no terreno onde fica o asilo de velhos hoje em dia. Ali havia algumas casinhas feitas para os pobres, e alguns desses loucos de rua moravam por lá. Pelo menos a Floriza, a Marcolina e a Guilhermina, pelo que eu me lembro. Mas a Guilhermina era quietinha, discreta, não era doida estourada como a Marcolina. Andava pela rua durante o dia recolhendo as esmolas, e o curioso é que ela tinha um filho que andava sempre atrás dela, com alguns poucos metros de distância. Iam sempre os dois, com aquela distância entre eles sempre mantida. Não sei

---

8. Este poema encontra-se no livro *Libertinagem*, publicado em 1930.

qual era o seu nome, mas, como ele não falava, era chamado de **Mudo**. Não sei se ele era propriamente louco, mas tinha alguma coisa; acho que algum retardo mental. Como a Guilhermina era mais quietinha, mais velha e discreta, os moleques não mexiam com ela. Não sei se causava mais pena ou se não tinha energia pra reagir (aí não tinha graça nenhuma bulir com ela, não é?). Muitas vezes eu a via na rua junto com a Marcolina. Às vezes, já de noite, quando elas estavam voltando pra casa depois de uma jornada toda de perambulação pela rua, eu as via ali no antigo empório do Seu Chico, no comecinho da Avenida Tiradentes, tomando uma talagadinha de cachaça no balcão.

* * * * *

Um tipo muito curioso era o **Zé Cassiano**, um preto grandão que adorava o Carnaval. Ele já era incorporado ao Carnaval da cidade. Todo ano, o Mário Ribeirinho, um dentista que gostava muito de se fantasiar no Carnaval, organizava um bloco de homens fantasiados de mulher, que saíam brincando pela rua. E ele, de brincadeira, dizia ao Zé Cassiano que todas aquelas mulheres eram dele. Ele ficava maluco! Corria atrás daqueles homens, fantasiados muito toscamente, pensando que eram mulheres. Ele ficava tão doido que não conseguia decidir qual agarrar. Então todos corriam, e ele ficava sem nenhuma mulher!

O Mário Ribeirinho contava que, certa vez, deu umas sementes de abóbora ao Zé Cassiano, dizendo que eram sementes de lambreta e que, se ele as plantasse e regasse toda madrugada, nasceria um pé de lambreta, e ele poderia ter, finalmente, o objeto de seus sonhos. E o coitado levou a sério e seguiu à risca a recomendação, acordando todo dia de madrugada pra regar aquela planta que, no final, só deu mesmo foi abóbora!

Os protagonistas

Zé Arbano

O Zé Arbano é um dos poucos loucos de rua do meu tempo de menino que ainda está vivo. Ele é assim chamado por todo mundo. É um fato curioso que, mesmo as pessoas que, em condições normais, jamais diriam "Arbano", mas sim "Albano", assim o designam...
Ele vive perambulando pela cidade de Cambuí há muitos anos, décadas talvez, poderíamos dizer. É um dos loucos de rua mais impressionantes e, talvez, um dos mais conhecidos de toda a cidade. Mais famoso do que os políticos, os prefeitos que a cidade já teve, etc. Quem se lembra, por exemplo, dos nomes dos prefeitos que a cidade teve? Já o Zé Arbano, não há quem não o conheça. Ele tem a própria cara de louco, destes que têm um olhar profundo, que metem medo na gente. Eu me lembro que me arrepiava de medo quando seu olhar era de braveza. É incrível, mas seus olhos eram uma espécie de termômetro para mim, que acusava o estado de espírito em que ele se encontrava, se bonzinho ou se bravo. E quando ele ria, ele ria também com os olhos, e eu me sentia aliviado, livre de todos os perigos que ele representava para minha imaginação de criança.
Zé Arbano tem os olhos azuis cristalinos, é surdo e mudo e andava sempre descalço (agora, da última vez que o vi, já velhinho, ele

estava usando um par de tênis), com um pezão todo arregaçado de tanta andança pra baixo e pra cima, pra roça e pra cidade. Trazia sempre um porrete na mão. Este porrete, agora que ele está velho, serve-lhe como apoio, como bengala. Mas, no auge de sua força, antigamente, servia mesmo era pra meter medo na gente, pra ameaçar quem mexesse com ele. (Aliás, é curioso como eu me lembro do Zé Arbano correndo atrás de alguém com o porrete levantado, mas não me lembro de nenhuma vez em que ele tenha realmente agredido alguém!) Ele passava pela rua e entrava de casa em casa pedindo esmola. Não falava, emitia um som alto, muito impressionante, que mais parecia um grunhido. Quando ele tocava a campainha da minha casa, que eu ia atender e me deparava com ele bem na minha frente, bem próximo a mim, eu não posso negar que sentia medo. Fazia-lhe um sinal qualquer, indicando que esperasse, e ia buscar um dinheiro para ele. Aí, quando a gente entregava a esmola, ele, mais que depressa, a guardava e ria de dar gosto! Ria um tempão, um riso barulhento, no mesmo tom dos grunhidos que dava. Eu ficava aliviado em vê-lo feliz, queria ter a garantia de que ele me tinha em alta conta, que não correria atrás de mim na rua, ameaçando-me com o seu porrete em riste. Eu tinha um amigo que tinha um medo extremo do Zé Arbano. Era muito engraçado. Se ele soubesse que o Zé Arbano estava por perto, nem à rua ele saía! E se o visse à distância, dava um jeito de refugiar-se em uma casa qualquer, até que ele sumisse de vista. Mas o Zé Arbano não era só este monstro, não. Coitado, ele gostava muito das crianças, mostrava-se entusiasmado diante de uma criança pequena. Era muito ressabiado, desconfiado. Guardava seu dinheiro em um saquinho dentro do bolso, e parece que tinha muito medo de ser roubado. Não deixava ninguém se aproximar daquilo. Até pra guardar o dinheiro que a gente dava pra ele no saquinho, virava-se de costas, pra que ninguém visse o que ele estava fazendo. Vivia destas esmolas, comendo em uma casa ou em outra, dormindo aqui e ali. Mas acho que não passava muita necessidade, não. Parece que ele vinha da roça, lá dos lados do bairro dos Pessegueiros, segundo se dizia. Ele só andava a pé, tinha horror a carros (uma vez foi atropelado). Circulava muito por aí tudo, não só em Cambuí. Era conhecido também no meio rural, no Senador Amaral e na cidade de Bom Repouso. É impressionante o tanto que ele andava a pé. Não parava de circular. Em cada lugar que passava, ele já tinha as casas conhecidas, onde podia entrar, comer e até dormir. Eu me lembro que, aqui em Cambuí, ele tinha pouso certo na casa de uma senhora lá na rua do meio. Ele gostava muito também de freqüentar a casa da D. Hélia, comia e tomava café por lá. Mas eram muitos os lugares onde ele podia se sentir meio que em casa.

* * * * *

Eu, pessoalmente, não cheguei a conhecer um tal irmão do Zé Arbano, que também era louco e tinha a mania de andar catando cisco pelas ruas da cidade. Quem me contou a história dele uma vez foi o Sr. Ramiro, já falecido, que conhecia muito bem o Zé Arbano e sabia dar notícia de sua história. Foi ele também que contou que o Zé Arbano tinha nascido lá no bairro dos Pessegueiros. Mas este irmão do Zé Arbano, eu não sei por que fatalidade, teve um destino bem diferente do dele. Enquanto o Zé Arbano perambula por aí até hoje, o **Cata-cisco** (este era seu apelido) foi, ao que consta, internado em um hospício, acho que no Estado de São Paulo. Mas contam também que Zé Arbano esteve, ainda que de raspão, em uma instituição para loucos. Isto porque, certa vez, alguém o levou embora de Cambuí, para uma cidade litorânea, e lá o deixou. Ele, perdido e sem saber falar, acabou recolhido a um asilo. Como ele estivesse desesperado naquele mundo desconhecido, tentaram descobrir de onde ele era. Encontraram no bolso de seu paletó um papel de propaganda da Casa Paraíso (uma loja de tecidos e armarinhos bastante tradicional da cidade) e, então, telefonaram pra cá. A pessoa que atendeu reconheceu, pela descrição que fizeram, que se tratava do Zé Arbano. Assim, deram um jeito de mandá-lo de volta pra Cambuí.

* * * * *

Muitos moleques da cidade, e até mesmo alguns adultos, gostavam mesmo era de ver o circo pegar fogo. Havia algumas coisas que faziam o Zé Arbano bufar de raiva, enfurecer-se mesmo, transformar-se um uma fera perigosa. Então, quando ele vinha vindo pela calçada, os moleques faziam um sinal assim com a mão (*cruzando dois dedos de uma mão com dois da outra, de modo a fazer uma grade*). Aquilo pra ele significava "cadeia" e, ao que consta, ele morria de medo de ser preso, tinha um medo enorme da polícia. Bastava ele ver aquilo, sua expressão facial se transformava, indicando um verdadeiro transtorno; seus olhos faiscavam e ele se punha a correr atrás do malfeitor — ou dos malfeitores, pois isso era feito, em geral, em bando — para sentar o porrete! E era difícil dele desistir. Só mesmo quando os moleques se escondiam ou se abrigavam em algum casa é que a perseguição tinha fim. Outra coisa que disparava sua fúria era mostrar-lhe uma faca ou um revólver de brinquedo. Ele, talvez pra se defender, saía para o ataque. Uma vez, eu estava saindo do carro com meu pai, que tinha na mão um facão, destes de trabalhar na roça. O Zé Arbano vinha passando e viu aquilo. Ah, pra quê! Pôs-se a correr atrás do meu pai, e ficaram dando voltas em torno do carro até que o padre viu aquilo e veio em socorro. O padre ele respeitava! Aliás, ele era muito fervoroso, vivia na Igreja e não perdia missa de domingo.

* * * * *

Uma das histórias mais engraçadas que eu ouvi do Zé Arbano aconteceu justamente durante uma missa de domingo, e foi com a minha mãe. Há um momento na missa em que o padre diz pras pessoas se cumprimentarem umas às outras, e todos estendem as mãos a quem estiver por perto. Pois bem, foi nesse momento que, um dia, minha mãe olhou para o lado e ali estava o Zé Arbano. Ela estendeu-lhe a mão, como teria feito a qualquer pessoa que ali estivesse. Mas acho que ele não compreendia muito bem o significado daquilo (ou, mais provavelmente, não estava nada habituado a que as pessoas lhe estendessem a mão em cumprimento), e achou tudo muito divertido. Acho que se sentiu honrado. O fato é que, passado aquele momento da missa, na primeira vez que minha mãe lhe dirigiu o olhar novamente, ele, rindo-se todo com a sonoridade que lhe era peculiar, estendeu-lhe a mão em cumprimento, chamando a atenção de toda a Igreja e arrancando risos!

* * * * *

O Zé Arbano, como se costumava dizer, "marcava" pra sempre as pessoas que mexiam com ele. Os moleques — ou mesmo adultos — que estavam marcados não podiam ter muito sossego, pois, quando o Zé Arbano os via, partia para o ataque, independentemente de ter sido importunado naquele momento ou não. Imagine só que perigo representava, ao menos para mim, naquele tempo, ser alguém "marcado" desta forma. Eu tinha tanto pavor de ser marcado, que fazia tudo para que ele me quisesse bem. Mas isso nem sempre resultou. Não é que, uma vez, eu estava calmamente brincando na praça, quando lá vem o Zé Arbano. Nunca entendi o que fiz. Talvez ele tenha me confundido com um outro moleque ou mesmo com meu irmão (este era um dos "marcados", de tanto bulir com o pobre louco). O fato é que foi ele me encarar e, imediatamente, avançou pro meu lado, grunhindo, com os olhos faiscando de furor e o porrete levantado pra me acertar! Eu corri em fuga como um desgraçado. De vez em quando, eu dava uma olhadinha pra trás, e lá vinha ele, com a mesma disposição! Até que, vendo que não ia dar pra eu chegar em casa pra me refugiar (e se eu fosse pra casa e, lá chegando, a porta estivesse fechada? Certamente, não daria tempo pra bater e esperar alguém abrir. Ele me alcançaria ainda do lado de fora, com toda a certeza) eu entrei na agência dos Correios, pulei o balcão, corri lá pra dentro, onde o Sr. Geraldo Lambert estava lidando com o telégrafo. Pedi-lhe socorro e expliquei o que estava acontecendo. Ele me disse: "fica aí, que eu vou acalmar o Zé Arbano". E, quando chegou no balcão, ele já estava ali, bufando e querendo entrar para me pegar. Então, o Sr. Geraldo deve tê-lo acalmado, e ele acabou indo embora. E eu esperei um tempão de segurança pra poder voltar pra minha casa. Ainda assim, a cada esquina eu vivia o pesadelo do medo de me deparar cara a cara com ele novamente. Foram momentos do mais autêntico terror!

* * * * *

Um dos meus irmãos era um desses meninos "marcados" pelo Zé Arbano. Então, ele tinha de tomar o maior cuidado quando eles se encontravam na rua, porque era certo que o Zé Arbano ia partir pra cima dele. Eu me lembro que, muitas vezes, acontecia uma coisa engraçada na hora do almoço. Nós morávamos em uma casa térrea, e o lugar da mesa onde este meu irmão costumava sentar-se ficava próximo à janela, na verdade, de costas para a janela da copa, que dava para um corredor lateral da casa, por onde todo mundo entrava. E, como em toda casa naquele tempo, o portão ficava constantemente aberto, acho que dia e noite. Então, quando o Zé Arbano vinha pedir esmola na hora do almoço, ele adentrava por este corredor afora até a janela da copa, onde sabia que nos encontraria naquela hora. Aí então, de repente, ele punha a cara na janela e dava aquele grunhido inconfundível, bem nas costas do meu irmão, que saltava de um modo espetacular e corria a se esconder trancado no banheiro! Todos nós nos divertíamos muito com aquela situação. E quando eu queria pregar um susto nele, eu chegava na janela da copa ou da sala (que se abria para este mesmo corredor lateral externo) e imitava aquele barulho do Zé Arbano assim (*imita-o*). E, modéstia à parte, dizem que eu sei imitá-lo muito bem!

* * * * *

Certa vez o Zé Arbano chegou na janela da sala, quando apenas o meu outro irmão (não o "marcado" por ele) estava lá. Ele, que queria pegar o meu irmão do qual ele não gostava, fez um sinal com a mão indicando a altura deste meu irmão, como que me pedindo pra ir buscá-lo pra ele. Então, por brincadeira, eu chamei o outro irmão (menor) e o trouxe até a sala. O Zé Arbano, ao vê-lo, contestou, fazendo sinais de que não era aquele menino que ele queria: ele indicava a altura do irmão menor — através da distância entre sua mão e o chão — e, em seguida, fazia sinal de "não" com a cabeça; na seqüência, indicava, da mesma forma, a altura do outro irmão — maior um pouco — que era quem lhe interessava, e assentia com a cabeça em sinal de "sim", como a dizer: "não é o pequeno que eu quero, é aquele outro um pouco maior".

* * * * *

A minha irmã mais velha tinha uma pinta no rosto, acima do lábio superior, e o Zé Arbano achava aquilo muito bonito, muito sensual... Assim, toda vez que ele a via, apontava para sua pinta e fazia assim (*dava um pequeno puxão no lóbulo de sua própria orelha, sinal que significava "é daqui, ó", isto é, trata-se de algo bonito, bom*). Nós achávamos muito engraçado aquilo, mas a minha irmã ficava um pouco constrangida, não sei se tinha algum medo. Mas o engraçado é que, um dia, ela submeteu-se a uma pequena cirurgia para retirar a tal pinta. Qual não foi o desapontamento do Zé Arbano quando a viu pela primeira vez sem a pinta! Ele apontava o local da pinta e demonstrava uma interrogação (parecia querer perguntar: "onde foi parar aquela pinta?"). Coitado, ficou inconsolável, lamentava sem parar, até chorava.

* * * * *

Uma vez o Zé Arbano foi atropelado por um carro. Ele tinha muito medo de carros, talvez por ser surdo e não poder pressentir a proximidade deles pelo barulho. Algumas pessoas, de maldade, gostavam de tirar uma "fininha" do carro com o Zé Arbano, pra assustá-lo. Foi assim que um sujeito o atropelou certa vez. Eu me lembro que ficamos todos com muita pena dele. Mas ele foi tratado na Santa Casa da cidade e ficou bom. Quer dizer, acho que ficou mancando um pouco. E com mais pavor ainda de carros!

Floriza

A Floriza era uma mulata muito velha (dá até a impressão de que sempre foi velha!), que andava perambulando pela cidade inteira a pedir esmola de casa em casa. Diziam que ela era muito velha mesmo, que tinha mais de 100 anos, e tinha sido escrava em uma fazenda lá pro lado do alto de Senador Amaral. Certa vez, de curioso, eu lhe perguntei a sua idade e ela me disse que tinha 80 anos. Passados alguns anos, perguntei-lhe a mesma coisa, e ela deu novamente a mesma resposta... Andava descalça, com aqueles pés que jamais tinham se aproximado de um sapato. Tinha um beiço enorme. Falava com certa dificuldade, era muito difícil entender o que ela dizia. Eu me lembro que ela morava, antigamente, em umas daquelas casinhas dos pobres que havia na Vila São Vicente de Paulo, no terreno onde hoje fica o asilo de velhos.

*****

Floriza tinha uma característica marcante: não tomava banho nunca. Parece que tinha mesmo horror a água. Exalava um cheiro profundo, um cheiro inesquecível, resultado de uma vida toda sem banho e sem higiene alguma. Diziam que ela, além de não se limpar, esfregava bosta no corpo, pra ficar bem fedida mesmo. Muitas vezes, quando ela estava chegando, pressentíamos sua proximidade antes pelo olfato do que pela visão. Até hoje, quando passo perto de um mendigo de rua, desses bem imundos mesmo, que eu sinto aquele cheiro ardido, que causa até irritação nas narinas, eu me lembro imediatamente da Floriza. É a verdadeira memória olfativa.

Ela andava sempre com um lenço na cabeça e um montão de enfeites, como pulseiras, correntinhas, etc. Guardava tanta coisa dentro do vestido, que ficava até com o busto saltado, protuberante. Todo seu patrimônio ela trazia ali: o dinheiro — cédulas e moedas —, pedaços de pano e papel, correntinhas de enfeite e com imagens de santos (às dezenas!), muitas outras coisas, decerto, que nossa imaginação não poderia supor, e... bosta dela própria! Misturada, segundo se dizia, com pó-de-broca[9] e perfume vagabundo, o que lhe dava um cheiro ainda mais ardido. Não sei o que é verdade e o que é imaginação do povo, mas me lembro de escutar que ela passava bosta em todas as paredes de sua casa, não sei se por gostar mesmo da sujeira ou se isto era um modo dela se proteger, pois parece que ela não deixava que ninguém entrasse na sua casa.

* * * * *

Diziam que a Floriza era meio feiticeira, que sabia fazer umas mandingas e que também era benzedeira, que sabia benzer ferimentos e doentes para curar. Tendo escutado isso, uma vez eu inventei que estava com dor no pé e, quando ela vinha passando pela rua, eu lhe pedi para que me benzesse. Não é que ela fez lá uma reza, falou um monte de coisas que eu não entendi, fez aqueles gestos de bênção e tudo mais!? Aquilo devia ser coisa que ela tinha aprendido nos antigamentes, coisa dos pretos da senzala onde foi criada. Depois fiquei sabendo de muita gente que recorria aos benzimentos da Floriza para alguma doença, até mesmo gente "de bem", como se dizia, gente que tinha acesso à assistência médica.

* * * * *

O apelido pejorativo da Floriza era *Batatinha*. Não sei por que, talvez porque ela era meio cheinha, assim, redondinha, como uma batata. O fato é que ela ficava muito brava quando a chamávamos pelo apelido. Xingava muito, dizia palavrão e fazia gestos obscenos, esfregando a mão, por sobre a roupa, na região genital. Uma vez ela ficou muito brava comigo porque eu tinha mexido com ela na rua, e foi até a minha casa para queixar-se de mim para o meu pai. Só que ele não entendeu nada do que ela falou, e a coisa, então, ficou por

---
9. Espécie de veneno usado contra a broca da madeira.

isso mesmo. Mas ela não era do tipo que metia medo, coitada. Não era como o Zé Arbano. Ela não conseguia correr, andava devagarinho, balançando o corpo para um lado e para o outro.

* * * * *

Eu fico pensando que a Floriza — aliás, como os demais loucos de rua — devia ter uma saúde de ferro pra agüentar andar como andava. Só sabia viver andando de um lado para o outro, a vida dela era a rua. Isso ficou muito evidente quando o Padre Foch, já falecido, que era o vigário daqui de Cambuí, construiu o asilo de velhos lá na Cruz do Rosário, no terreno da Igreja onde ficava a Vila São Vicente de Paulo. O asilo era um sonho do Padre Foch, e muitos dos velhinhos pobres da cidade se beneficiaram, tinham pra onde ir e recebiam cuidados. Mas eu me lembro que, ainda durante a construção do asilo (acho que na primeira metade dos anos 70), já se discutia sobre a ida da Floriza pra lá. Será que conseguiriam levá-la? Pois bem, quando o asilo ficou pronto, quem disse que conseguiram internar a Floriza? Ela foi morar não sei onde, mas sei que resistiu até quando pôde! Parece que tirá-la da rua representava a própria morte para ela. Ela não aceitou o asilo enquanto teve forças para isso. Mas, com a idade avançando mais e mais, ela acabou sendo internada. Foi um "auê" na cidade. Todo mundo comentava. E, o mais surpreendente, é que lá ela tinha de tomar banho! Fazia fila de gente pra visitar a Floriza, gente que só acreditava que tinham dado um banho nela se a visse com os próprios olhos! Eu mesmo quis ir ver a Floriza lá no asilo, e fui com a minha mãe. No fundo, eu lamentava que ela não estivesse mais na rua; que nos houvessem privado dela. Mas fui ver a Floriza "limpinha", como se dizia. E não é que, quando cheguei perto dela no asilo (não sei quantos banhos já tinham dado nela, mas certamente já tinham sido vários), senti que seu cheiro se mantinha! É claro que estava atenuado, mais fraco, mas era só uma questão de diluição, porque a essência era a mesma: bosta seca e ardida!

A Floriza morreu no asilo, bem velhinha. A cidade toda chorou sua perda. Parece até que puseram um retrato seu lá no asilo, numa homenagem.

Marcolina

A Marcolina morreu não faz muito tempo não. Esteve por aí nas ruas durante anos a fio. Desde que eu me conheço por gente ela já andava pela cidade, parece que sempre igualzinha. Era muito baixinha, uma tampinha. Tinha os olhos azuizinhos. Andava descalça, sempre com um porrete na mão, e usava lenço na cabeça, ou então trancinhas com maria-chiquinha. Falava um pouco enrolado, tinha uma voz muito esganiçada e era um pouco difícil entender o que ela dizia. Quando ria por alguma razão, ria gostoso! Ria pra valer. Mas também, quando enfezava, Deus me livre! Ficava furiosa, dizia palavrão à vontade. Ela morava num cortiço que tinha lá do lado do asilo, onde hoje fica a entrada do campo da festa de peão de boiadeiro, no mesmo local em que morava a sua irmã Guilhermina e, se não me engano, aquela gente do Tião da Vila. Uma vez eu lhe perguntei onde ela tinha nascido, e ela me disse que tinha sido numa fazenda lá pros lados do bairro de São Mateus, ali no município de Camanducaia.

* * * * *

A Marcolina andava muito, passava o dia inteiro, até altas horas da noite, circulando, mendigando por aí. Ganhava uma esmola de um, uma roupa de outro; almoçava aqui, jantava ali... Havia algumas casas que ela freqüentava bastante, onde era sempre bem recebida, onde até televisão ela ia assistir à noite. Mas parece que sua vida era mesmo na rua, sua verdadeira casa era a rua. Acho que ela só ia pra casa dela pra dormir à noite. Ela nunca quis ir pro asilo de velhos. Não tenho bem certeza, mas acho que, no finalzinho de sua vida, quando não tinha mais forças, ela foi levada pra lá, onde veio a morrer. Ela não suportava levar a vida fechada, trancada. Era livre pra perambular, e esse parecia ser seu único patrimônio. Como algumas pessoas diziam, ela era "viciada" naquela vida de perambulação e mendicância, avessa ao trabalho...

* * * * *

Ela tinha um problema sério com o seu tamanho. Não podia ouvir ninguém dizer que ela era baixinha. Isso, aliás, era o seu ponto fraco. Quando ela vinha pela rua à noite, os moleques, pra mexer com ela, diziam: "ô Marcolina, já são mais de dez horas, isso não é hora de criança estar na rua!". Era o que bastava. Ela começava a xingar, a dizer palavrão e a correr com o porrete atrás da molecada. E como corria! E era esperta também. Uma vez, eu estava brincando na minha rua à noite com a criançada, quando apareceu a Marcolina. Ela já devia estar a caminho de sua casa, indo se recolher. Aí alguém deu a idéia de bulir com ela, e alguns moleques começaram a dizer as coisas que ela não gostava de ouvir. (Aliás, nem precisávamos dizer-lhe nada em especial. Bastava dizer qualquer coisa que ela julgasse ser em tom de zombaria pra montar o circo.) Ela começou a correr atrás da gente com o porrete levantado, e correu, correu até não poder mais. Nós subimos a ladeira em fuga e sumimos. Quando pensamos que tinha acabado o perigo, voltamos para o mesmo lugar onde estávamos brincando, na frente da casa de um dos meninos. Sentamos sossegadamente na calçada e íamos continuar a brincar quando, não mais que de repente, ela aparece gritando atrás da gente, dando um susto desgraçado! Ela tinha voltado e se escondido atrás do portão de entrada da casa, e esperou que a gente voltasse e sentasse tranqüilamente para nos pregar aquela peça. Saímos todos correndo, e ela foi embora, vingada e rindo da gente!

* * * * *

A Marcolina era uma verdadeira atração pras crianças. Eu, pelo menos, gostava de dar uma palavrinha com ela quando ela passava em frente à minha casa, de ouvi-la falar, de vê-la rir gostoso daquele seu jeito. E, é claro, de vê-la esbravejar também. As crianças menores também tinham muita curiosidade sobre ela. Eu me lembro que os pequenos da minha casa gostavam que a gente avisasse pra eles quando ela estava passando; saíam à porta só pra ver a Marcolina passar!

Rita Papuda

Para mim, entre todos os loucos de rua de Cambuí, a Rita era a mais interessante. Digo isso porque acho que ela era a mais genuinamente louca. Delirava, inventava histórias fantasiosas e conversava bastante, gostava de uma prosa. Ao contrário de alguns dos loucos de rua, como a Marcolina ou a Floriza, por exemplo, que ficavam restritas à cidade de Cambuí, a Rita andava pelo meio rural, era conhecida por essas roças afora, principalmente pro lado de cá da Fernão Dias, isto é, Córrego do Bom Jesus, Consolação, Paraisópolis, Gonçalves... Tinha o pé calejado, quase sem unhas, o calcanhar rachado, de tanto andar por aí. Trazia sempre um saco nas costas, onde guardava todos os seus pertences. Tudo que ia ganhando ela ia botando ali. Tinha um papo no pescoço, como tanta gente da roça tinha antigamente, por falta de iodo na água. Daí o apelido de Rita Papuda, que ela, aliás, detestava. Jogava pedra na criançada quando a chamavam assim. Diziam que ela era ali da Vargem dos Lopes, logo depois do Córrego. Mas não sei se ela tinha alguma casa por lá, não. Acho que ela não tinha casa, que vivia mesmo era nas suas andanças. E tinha uma coisa até irônica: ela às vezes dizia pra gente: "vamos chegar, aparece lá em casa". Coitada da Rita!

* * * * *

A Rita tinha uma história muita séria era com o casamento. Era o tema principal de seus delírios. Vivia dizendo que ia se casar, e sempre dizia que daquela vez "era sério mesmo". Contava sempre a mesma história: como ela era "de menor" (passou a vida afirmando ter 14 anos), e algum fulano "tinha feito mal pra ela", ela ia casar na delegacia. Contava que já tinha falado com o delegado, que estava tudo acertado para o seu casamento. Algumas vezes dava até um pedaço de papel pra gente, a título de convite... E não é que me lembro de ver papéis onde realmente vinha escrito, a mão, o texto de um convite de casamento!? Aquilo era brincadeira de alguém, que escrevia para ela, decerto que a pedido dela mesma. Alguém que dava corda pra sua imaginação. E quando vinha a Rita, a gente já perguntava: "e aí, Rita, quando vai ser o casamento?" E ela repetia toda a história de novo. E a gente toda da cidade se divertia muito com aquilo, fazia que acreditava em tudo, só pra ver a Rita falar.

* * * * *

Uma coisa muito impressionante é que ela trazia sempre consigo uma boneca, dizendo que era sua filha. Ela levava a boneca à farmácia, dizendo que ela estava doente e pedindo que lhe aplicassem uma injeção. E então fingiam que tratavam da boneca, e a Rita saía feliz da vida. Dava comida na boca da boneca. Uma vez eu a vi espremendo uma banana e tentando enfiar pela boca adentro. É curioso que todo mundo deixava a Rita viver naquela fantasia, até ajudavam-na a manter seu mundinho de louca. A Rita freqüentava muitas casas da cidade, pra pedir esmola, comer, etc. Na minha casa, ela entrava livremente pelo portão lateral que ficava sempre aberto, e aparecia de surpresa no quintal, chamando pela minha mãe: "ô comadre, ô comadre Lourdes". O curioso é que o nome da minha mãe era outro, completamente diferente! Então a minha mãe vinha e perguntava: "ô Rita, como vai a sua filha, tá boa?". E não é que eu me lembro da minha mãe guardar alguma boneca velha, reservando pra dar pra Rita quando ela passasse!? Fazia isso pra Rita como fazia para uma criança pobre, com o mesmo propósito e o mesmo empenho! E a Rita ficava feliz de ganhar a boneca que, naturalmente, se tornaria uma criança, sua própria filha. Acho que ela vivia perdendo a boneca, caso contrário não haveria necessidade dela estar sempre ganhando uma outra...

A explicação desse comportamento da Rita com as bonecas era o seguinte: segundo se dizia, ela tinha tido uma criança, que nasceu no meio de um pasto, embaixo de uma paineira. E uma mulher — ninguém sabia dizer quem exatamente, talvez alguém "lá de Paraisópolis" — havia roubado sua filha, não sei se porque não tinha filhos ou se porque achava que a Rita não ia ter condições de criá-lo. E, para enganar a Rita, ela deixou uma boneca no lugar da criança. Foi então que a Rita enlouqueceu e passou a tratar as bonecas como verdadeiras filhas. E mesmo aquela obsessão dela por casamento tinha a ver com isso, com alguma violência sexual que ela teria sofrido. Aliás, esse também era um assunto de que ela gostava muito de falar. Acho que muitos homens se aproveitavam sexualmente dela, e ela, quando provocada, não se fazia de rogada: declinava os nomes deles todos!

* * * * *

Na maior parte do tempo, a Rita andava sozinha. Mas, de vez em quando, aparecia na cidade com algum homem, quase sempre um velho que ela achava por aí nessas roças, algum louco como ela. Depois ele sumia, ela ficava sozinha e, de repente, aparecia com outro novamente. Não me lembro de nenhum deles ficar muito tempo com ela. Eles nem chegavam a se tornar conhecidos na cidade, desapareciam logo. Mas teve uma cena, envolvendo um desses velhos, que se tornou inesquecível para mim, acho que pela força da imagem: uma vez eu vi a Rita passando na calçada, segurando sua boneca no colo e, do seu lado, um velho também esfarrapado, mas de paletó e chapéu, puxando um caminhãozinho por uma cordinha! Esta cena, se tivesse sido fotografada, tinha potencial pra se tornar uma foto dessas famosas, pra consagrar o fotógrafo que a tivesse feito.

Brinco

Figura muito curiosa, o Brinco. Ainda está na ativa, andando por aí, principalmente na praça, na área mais central da cidade. Anda depressinha, com uma cadência muito própria, os ombros levemente curvados pra frente. Ele mora ali na rua que sai de trás da Igreja. Tem seu circuito de andança restrito à parte mais antiga da cidade. Não sai desta área; jamais circula por bairros novos.

O Brinco é uma exceção no meio destes loucos de rua, porque ele tem família, tem casa, tem até gente importante na família. Parece que sua doença tem alguma coisa de genético, porque ele tinha um outro irmão também muito semelhante a ele, o **Zé**. Só que o Zé era mais sério, ninguém mexia com ele. É engraçado, quando eu era pequeno eu os diferenciava assim: o Brinco era o que andava de cabeça baixa e o Zé, o que andava de cabeça erguida.

* * * * *

O Brinco não fala direito. É muito difícil compreender o que ele diz. É um tipo meio nervoso. Ele gosta muito de filar cigarro das pessoas, sempre pede um cigarro ou mesmo um resto de cigarro pras pessoas na rua. Quando provocado, fica muito bravo, e aí a gente pode compreender algum palavrão no meio das coisas que diz. Uma das provocações que as pessoas faziam pra ele era dizer: "vai sim, Brinco, vai casar com a negrinha!". Pronto, ele ficava uma fera, esbravejava. Devia ser por preconceito, né?

* * * * *

Mas o principal traço do Brinco, o que mais chama a atenção em suas manias, é seu gosto por enterros! Desde que eu me conheço por gente, o Brinco não esteve ausente em um só enterro na cidade. Parece que sente o cheiro de defunto. Basta alguém acabar de morrer, e ele parece que adivinha, já fica rondando o velório. Não perde um enterro sequer. Mas não é apenas que ele não perde o enterro, não. Tem mais: ele tem de segurar o caixão pela parte de trás, tavez porque não lhe sobre uma das alças... Ao final da missa de corpo presente, ele já fica ali, a postos, visivelmente nervoso, ansioso para colaborar no transporte do caixão até o cemitério! E não é só da Igreja pro cemitério, não. Quando o caixão sai do velório — casa do morto — em direção à Igreja — pra missa de corpo presente —, ele também já está lá. Uma mania, no mínimo, curiosa. Uma obsessão mórbida, de doido mesmo!

5ª entrevista

Entrevistado: Ulisses Capozoli (47 anos)
Data: 13 e 16 de fevereiro de 1998

Ulisses nasceu em Cambuí, onde viveu até o término do curso colegial, quando se mudou para São Paulo, onde fez o curso de Jornalismo na Universidade de São Paulo. Formado jornalista, trabalhou nos principais órgãos da imprensa paulista. Profundamente interessado pela ciência, Ulisses realizou várias viagens à Antártida, de cujos apontamentos resultou o livro *Antártida — A última terra* (São Paulo, Edusp, 1991). Em 1996, defendeu sua dissertação de mestrado no Departamento de História da Faculdade de Filosofia, Letras e Ciências Humanas da USP. Atualmente trabalha na área de ciência do jornal *O Estado de S. Paulo*.

Ulisses, apesar dos anos de São Paulo, sempre continuou bastante ligado à cidade de Cambuí, tanto que aí mantém uma casa para fins de semana, além de ter fundado e de dirigir um Centro de Estudos de Astronomia.

Nossa conversa ocorreu em duas etapas, em sua residência paulistana.

F. — Estou desenvolvendo uma pesquisa sobre os loucos de rua de Cambuí, para investigar, entre outras coisas, o papel do louco na sociedade, sua função social, etc. Para tanto, eu gostaria que você me contasse sobre os loucos de que você se lembra.

Ulisses — Há uma constelação de loucos na memória de qualquer pessoa em torno dos 45 anos que tenha vivido em Cambuí. Acho que a "função" social deles mudou um pouco, mesmo nessa cidade, mas continua existindo.
Do louco que mais me impressionou eu não sei sequer o nome, o que já é sintomático. Em noites de lua cheia, com alguma freqüência, ele me volta à memória, um fato que só agora eu próprio consigo elaborar. Lembro-me do vermelho encarnado já corroído pelo tempo do casarão em que ele morava com uma irmã e um irmão. Este irmão — um "louco normal", poderia-se dizer — passava boa parte de seu tempo com ferramentas de pedreiro à mão tapando buracos, fendas, fissuras e pequenos desmoronamentos do casarão. Olhava para nós, garotos, de uma maneira estranha. Sempre senti que, de alguma forma, ele nos responsabilizava pela ruína crescente da casa. Nunca me dirigiu uma palavra e eu jamais tive a iniciativa de falar com ele. Olhava-nos de lado, dava uma ligeira cusparada com um canto da boca, sustentando o cigarro do outro lado, e continuava a tarefa.
Sabíamos os nomes dos irmãos deste louco, mas não o dele. Certamente, isto é indicativo do esforço de escondê-lo da sociedade, por vergonha. A memória mais forte que tenho deste louco são seus gritos, seus uivos, como um lobo aprisionado. Vejo-me sentado no muro vizinho do casarão onde ele vivia, ouvindo os ruídos que atribuíamos ao louco. Não tenho memória de quando seus gritos cessaram: ele morreu, foi transferido para um hospital, recolheu-se ao seu próprio silêncio? Não sei o que aconteceu. Na minha memória, em noites de lua cheia, ele reaparece como um rapaz magro, rosto fino, talvez uns 25 anos, como um enigma de que não me tinha dado conta, conscientemente, até este momento em que faço este relato. Este louco, penso que pode ser tomado como exemplo do "possuído", aquele que se teme por uma razão misteriosa. Mas há os inúmeros outros loucos.
Brinco foi um deles. Recordo-me dele como um homem de uns 30 anos, desdentado, com a calça presa por um cinto colocado por fora dos passadores. As pessoas sempre lhe gritavam pequenos insultos. Havia um em particular que o irritava. Não me lembro qual era, nunca fui capaz de fazer qualquer provocação a ele. Brinco só se dirigia às pessoas para pedir um cigarro ou, disfarçadamente, que lhe pagassem uma bebida. O resto do tempo andava a esmo pela cidade.
Brinco tinha vários irmãos. Um deles, o Dito, parecia violento. Minha mãe repetiu várias vezes um relato de que ele "atacou" a

pequena casa em que morávamos quando eu era apenas um recém-nascido. Parece que esse rapaz morreu precocemente.

Um outro irmão do Brinco era o Zé, como as pessoas o conheciam. Tomava conta do Brinco e, agora me lembro, repreendia-o severamente, às vezes com tapas no rosto, quando ele conseguia que alguém lhe pagasse uma pinga. Zé repreendia o irmão e a pessoa que lhe custeava a bebida num tom indignado, que traía sua própria impotência frente ao que me parece a história do irmão. Segundo minha mãe, foi ele quem conteve o irmão que atacou nossa casa.

Há um outro louco interessante, o "Zé Louquinho", para cuja loucura se inventou uma explicação. Sua mãe, lembro-me bem dela, tinha uma fisionomia atormentada. A explicação para a loucura do Zé Louquinho é de que ele havia comido juá-bravo[10] na infância. Interessante pensar por que para certos casos há uma explicação e para outros não. Se a família não criou essas explicações, então a sociedade fez isso. Zé Louquinho, na minha memória, tem em torno de 20 anos, é um rapaz forte, olhos verdes, cabelos claros, desdentado, com alguma baba (que acreditávamos poder transmitir sua loucura, daí minha mãe recomendar que não dividíssemos nenhuma guloseima — sorvete, doces, frutas — com ele) pendendo pelos cantos da boca. Era inofensivo e durante algum tempo trabalhou como engraxate na praça principal da cidade. As pessoas evitavam provocá-lo, como faziam com Brinco, certamente com receio de que ele, que era jovem e forte, pudesse tornar-se agressivo.

F. — Você acabou me contando sobre pessoas que, a despeito de levarem uma vida até certo ponto "pública", têm uma família, uma residência... Mas existem loucos propriamente "de rua", aqueles que vivem perambulando e mendigando pela cidade. Você se recorda de algum louco de Cambuí que se enquadrasse nesta categoria?

Ulisses — Os loucos de Cambuí, de alguma maneira, podem ser divididos entre os que têm vínculos familiares e os que estão fora desta relação, como Zé Arbano, Floriza e Rita Papuda.

Marcolina, outra integrante desta tribo de errantes, ao contrário, teve vínculos familiares. Ela era uma mulher pequenina, quase uma anã, com uma sombrinha inseparável, sempre fechada. Difícil entender porque ela não abria mão desse abrigo; talvez fosse uma pequena arma de defesa num possível pequeno confronto de rua.

---

10. Fruto de uma planta herbácea da família das solanáceas (*Solanum aculeatissimum*), bastante comum nos pastos das região; trata-se de uma baga amarela redonda, reputada popularmente como venenosa.

Marcolina tinha uma irmã, Guilhermina, pequena como ela, olhos esverdeados, cabelos claros e uma voz que ficava a meio termo entre o discurso e o pranto. As duas mulheres eram emotivas. Marcolina não teve filhos. Guilhermina deve ter tido pelo menos dois. Um deles se chamava Mateus. Era um tipo de estatura mediana, meio atarracado, que trabalhava, aparentemente de maneira irregular, em obras de construção civil. O outro era conhecido como "Mudinho". Este segundo filho de Guilhermina tinha fama de agressivo, mas nunca soube que ele tivesse investido contra qualquer pessoa.

Marcolina e Guilhermina, aparentemente, viveram toda a vida de esmolas. Marcolina, vista à distância no tempo, parece ter sido muito mais vítima da miséria que da loucura convencional. A pobreza extrema pode ter perturbado a sensibilidade dessa mulher sensível e religiosa, a ponto de torná-la extremamente irritada com troças grosseiras. Nesses momentos, esbravejava indignada, queixando-se da "má educação" dos que a insultavam. Depois caía num pranto comprido e enxugava as lágrimas com um lenço feito com o tecido de sacos de açúcar usados.

A família de minha mãe, particularmente minha avó, teve uma longa relação de amizade e afetividade com essas duas mulheres. Meu avô, Zequinha de Brito, de quem não tenho mais que duas ou três imagens fugidias, retirou as duas e seus pais, quando ainda eram vivos, de uma inundação que atingiu as terras onde elas moravam. A inundação não deve ter sido significativa. O rio que costumava encobrir essa área é de pequeno porte e, mesmo à época das chuvas, não podia fazer grandes estragos. Segundo contou mais de uma vez minha avó, o pai dessas mulheres — minha avó não mencionou nunca, ou não me lembro disso, a presença da mãe de Marcolina e Guilhermina — era também de pequena estatura. O que pode ter assustado a família e ameaçado a vida de todos era essa pequena estatura que tinham. Não sabiam nadar e, assim, eram presas fáceis mesmo de águas pouco profundas.

Marcolina aparecia com freqüência na casa de minha avó, dona Nenen. Pedia um pouco de arroz, nem que fosse com casca, açúcar, café, um pouco de banha de porco e, se estivesse com sorte, coincidindo com a matança de um porco — um acontecimento corriqueiro na casa de minha avó — também um pouco de carne.

Marcolina se anunciava à porta, batendo com o cabo de sua sombrinha e chamando pelo nome de minha avó. Dona Nenen ouvia com paciência suas queixas sobre provocações vulgares nas ruas, dizendo que ela não devia dar ouvidos para isso. Marcolina ainda reclamava por algum tempo, enxugava os olhos banhados em lágrimas e agradecia — não sei se pelos pequenos auxílios materiais, pelos conselhos ou simplesmente pela afetividade que minha avó dispensava a quem quer que a procurasse.

Muitas vezes encontrei Marcolina, algumas vezes acompanhada de Guilhermina, a quem minha avó se referia como "sinhá Guerma". Guilhermina tinha mais sobriedade que a irmã. Falava baixo, com uma voz delicada e chorosa. Entendia claramente que era uma desfavorecida pela sorte, mas não se queixava. Marcolina era mais rebelde, menos conformada, capaz de ficar furiosa quando provocada. Certamente, foi ainda menos favorecida que a irmã, cujo marido era cego, mas era uma companhia, algo que Marcolina talvez nunca tenha conhecido.

Zé Arbano, ao contrário de Marcolina, era um solitário. Uma de minhas tias, na verdade a esposa de um de meus tios, dizia que ele era do bairro do Rio do Peixe e se chamava Pereira. Como minha tia tinha o mesmo sobrenome e era também desse bairro, é possível que fossem parentes distantes, algo a que ela nunca se referiu.

Zé Arbano andava equipado com um bornal, um porrete — como se fosse uma bengala — e um chapéu preto de feltro puído e furado no topo. De pés descalços, tinha as pernas ligeiramente curvadas para dentro e não articulava palavras. Fazia-se entender por uma linguagem de gestos.

Muitas vezes encontrei esse homem na rua com seu sorriso permanente, como se o mundo fosse uma festa interminável. Articulava um pedido de ajuda, compreendido muito mais pelos gestos e pela aparência que tinha, que pela fala precária. O que poderia ser dito de Zé Arbano? Que os garotos troçavam dele, como faziam com os outros loucos? Que não tinha dentes sadios, como Floriza e Rita Papuda? Nesses momentos, ele ameaçava com o porrete/bengala, mas nunca atingiu ninguém. Talvez porque os molestadores não ficassem por perto para saber de suas verdadeiras intenções. Zé Arbano, em minha memória, é um personagem de cinema mudo. Tenho gravado seus movimentos e fisionomia, sem nenhum registro de som. Era mais um louco dos muitos da região, um problema gerado pela miséria, ignorância, falta de infra-estrutura mínima de saúde. Tudo isso misturado a um hábito montanhês — ainda que não exclusivo das montanhas — de casamentos consangüíneos para evitar a dispersão futura da herança entre desconhecidos. Essas relações sociais ainda hoje têm suas marcas genéticas na população. Zé Arbano, na minha memória, é a reedição de uma figura ainda mais antiga, o Chico Louco, um homem que gostava de se mostrar à porta do cinema, nas matinês do domingo, fazendo do próprio peito um tambor e completando, com os pés, uma coreografia e um batuque de uma antiga herança afro.

Nenhum desses homens e mulheres recebeu qualquer atenção mais cuidadosa dos médicos locais capaz de identificar e cuidar de qualquer problema de saúde. Marcolina e Floriza, que vêm mais à frente, podem ter morado por algum tempo num asilo construído posteriormente na cidade. Mas se receberam ajuda formal, certamente foi insuficiente e quando já estavam no fim da vida.

Floriza foi, sem dúvida, a mais "cool" de todas essas personagens. Sua característica marcante era a falta de banho e o odor que deixava à sua passagem. Como Marcolina, de quem era vizinha, Floriza também fazia passagens pela casa de minha avó, especialmente no café da tarde. Ela se deliciava com os biscoitos crocantes de dona Nenen. Minha avó se incomodava com o que considerava "falta de asseio" de Floriza, mas nunca lhe fez qualquer observação nesse sentido.

Com seus lábios grossos revirados para cada um dos cantos da boca, uma verruga que não sei mais localizar, os cabelos presos por uma touca de pano e um bornal para guardar a ajuda que recebia, Floriza também se fazia acompanhar de um porrete. Pode ser que nunca tenha atingido algum dos seus provocadores, mas por pura falta de oportunidade. Floriza, aparentemente uma desgarrada, pode ter vivido algum tempo com a família de Guilhermina e Marcolina, ou com uma mulher ainda viva, Conceição Preta. Essa última mulher, mãe de Vicente e Tião Pretinho, dois de meus colegas de infância para jogar futebol, teve ainda um outro filho, o "Gorila", e uma garota, ainda jovem, de quem não sei o nome. Ainda hoje ela varre pacientemente, durante todo o dia, a estrada de terra batida ao lado de onde tem uma pequena casa. Como vive a Conceição Preta? É possível que seus filhos lhe enviem alguma ajuda, talvez a garota dê algum apoio. Falo dela porque, se andasse pelas ruas esmolando, seria, sem dúvida, considerada uma outra louca ao se expor às provocações grosseiras que já atingiram outros loucos mortos.

Finalmente, chega a Rita Papuda na sua delicadeza dissimulada pela deformidade que se integrou ao seu próprio nome. É a mais desconhecida de todas essas personagens da minha memória. Pode ser que ela fosse do Córrego do Bom Jesus, um lugarejo vizinho, e que cobrisse a distância entre as duas localidades diariamente, caminhando. A vida destes loucos, na verdade, era pouco mais que caminhar, de um lado a outro, a pretexto e pela necessidade de ajuda material, mas talvez por não disporem de um conforto psicológico mínimo para "ficar". O que perturbou todas essas pessoas? Qual o diagnóstico que poderia ter sido feito de cada uma delas? Que ajuda poderia ter sido dada a elas? De alguma forma, eles se anunciam à distância, como criaturas deixadas à própria sorte, uma situação que, no Brasil, mudou pouco desde então, para não dizer que, basicamente, não mudou nada.

Rita Papuda, ao contrário de Floriza e de outros loucos, mesmo de Zé Arbano, é uma memória quase apagada para mim. Uma lembrança que, não fosse por outras lembranças, as lembranças de outros, bem podia ser confundida com uma falsa memória, uma fantasia, o implante produzido por um sonho. Pelo aporte de uma dessas outras memórias, dou-me conta novamente de que ela andava com um boneca nos braços, a quem chamava de filha e, às vezes, garantia que estava doente. Havia quem dissesse que Rita engravidara e perdera a criança. Desde então, mergulhara na loucura. O mais provável é que isso seja apenas parte da verdade. Rita pode ter engravidado de um outro "louco-mendigo", ou sofrido um estupro e, por várias razões — talvez até por falta de um acompanhamento médico — perdido a criança. A perda levou-a a adotar a boneca como se fosse o próprio filho. O bócio, de que era vítima, por si só é um indicativo das negligências de saúde pública.

Meu pai era alfaiate e, no "salão" em que trabalhava, Rita Papuda costumava aparecer com freqüência. Era recebida afetivamente pelos alfaiates, uns oito ou dez que trabalhavam ali. Eles também faziam pequenas troças com ela, mas sem nenhuma agressividade. Davam-lhe algum trocado para comer ou ofereciam-lhe alguma fruta que tivessem. Lembro-me do sorriso satisfeito de Rita nesses momentos e da clara compreensão que tinha do afeto. Talvez fosse basicamente isso que faltasse a ela e aos outros loucos aqui lembrados.

Capítulo VII

Conclusões

Algumas questões histórico-conceituais concernentes à loucura e ao louco de rua

Um primeiro olhar sobre o conjunto de loucos de rua que emergiu das entrevistas faz-nos perceber que algumas personagens despontam com maior freqüência nos depoimentos, aí ocupando também um lugar de destaque. É interessante verificar que, mesmo considerando a diferença de idade entre os entrevistados, alguns loucos de rua persistem, em suas memórias, como protagonistas no palco da cidade, o que mostra que eles ocuparam (ou ainda ocupam) seu lugar por anos a fio, impressionando, com suas características, várias gerações.

Um grande número de loucos é mencionado nas entrevistas, alguns aparecendo em apenas uma ou duas delas. *Zé Arbano*, *Floriza*, *Marcolina*, *Rita Papuda* e *Brinco* aparecem com destaque, lembrados em quase todos os depoimentos. Portanto, é de se acreditar que tenham reunido as condições necessárias para ocupar tal lugar: o longo tempo de permanência nas ruas da cidade, atravessando gerações, e a sua própria expressividade, que concorreu para sua celebrização. Algumas figuras aparecem com bastante força em apenas um depoimento, com evidências de que possuíam grande expressividade para aquele entrevistado e para a própria a cidade. Mas é possível que tais pessoas já estivessem desaparecidas na geração dos entrevistados mais jovens.

O "grau de expressividade" dos loucos de rua resulta do conjunto de suas características que os tornam atraentes ao olhar comunitário e que se acentuam pela forma como eles reagem à abordagem social que se lhes faz. Tomando o conjunto de depoimentos, verifica-se que há uma grande variedade de características desses loucos, uma verdadeira profusão de traços que os caracterizam e que os distinguem como personagens interessantes ao olhar da cidade. É a própria essência da loucura de cada um deles que varia, mostrando-nos a entidade *loucura* como algo que pode conter uma gama infindável de elementos que explodem nas mais diversas manifestações individuais, por meio de uma pluralidade de sintomas. Essa constatação, aliás, já fora feita por Platão, que mostrou como, na Grécia antiga, estavam presentes diversas modalidades da experiência do insensato (por exemplo, na loucura da *profecia ritual* e na loucura *telestática* ou *ritual*). O próprio termo genérico *mania*, usado para designar a loucura, continha diversos sentidos e formas de experiências (Pelbart, 1989). No entanto, mesmo diante dessa profusão de sentidos, é possível postular uma base comum a todas as loucuras, que é a ruptura direta ou indireta, total ou parcial, com o universo da razão (Birman, 1989).

É assim que encontramos, nos nossos loucos de rua, os mais diversos traços que sinalizam ao juízo público a presença da loucura, tais como a fúria de Zé Arbano diante da provocação que lhe é feita, o culto à sujeira em Floriza, a obstinação pela perambulação mendicante em Marcolina, o mórbido gosto por enterros em Brinco, as falas delirantes de Rita, a excêntrica alegria musicalizada de Zé do Binho, Chico Louco e Zé Ramiro, a melancolia carnavalizada de Geraldo Cassiano, a opção pelo ócio em Chico, e assim por diante...

Tal "explosão de elementos" na loucura pode desnortear-nos quanto ao rigor do próprio emprego lingüístico do termo para designar experiências tão diferentes dentro de um mesmo universo temporal e, mais ainda, entre universos temporais tão longínquos como a antigüidade grega e a atualidade brasileira, passando, entre muitas outras estações, pela França iluminista de *O Sobrinho de Rameau* e pelas Minas Gerais monarquistas e escravocratas do Serro de Joaquim de Salles... Diante desse quase impasse diante da identidade semântica do termo, ameaçada de diluir-se, só podemos ter o mínimo de rigor, ao falar em *loucura*, se apoiarmo-nos na peculiar relação de nossos loucos com o universo da razão, ainda que estejamos plenamente conscientes de que a razão é histórica, como ensinou Hegel (1807).

Talvez possamos acrescentar, nessa discussão, um elemento que amplia o espectro da compreensão daquela necessidade que as culturas têm de, dentro de seus paradigmas de razão dominantes, designar alguém como *louco*. Sendo a loucura essencialmente um desvio da norma, o ato de apontar o louco reafirma a normalidade de quem o faz. Nesse sentido, cabe lembrar Wittgenstein (1953), para quem a identidade dos termos encontra-se invariavelmente condicionada ao contexto do jogo de linguagem em que eles estão sendo empregados. Se a linguagem funciona com seus usos, os significados das palavras repousam, em última instância, em suas funções *práticas*. Desse modo, quando chamamos alguém de *louco*, podemos, com isso, "empurrá-lo" para o plano da doença e/ou da exclusão — entre outros efeitos possíveis — por meio da chamada dimensão *perlocutória* da linguagem[1] (Austin, 1990), que busca alterar um estado, produzindo uma modificação na pessoa do *outro*. É bem verdade que, como mostra a pesquisa de Frayze-Pereira (1982), este não é o único uso que se faz do termo *loucura*, pois há uma outra concepção que busca alçá-la ao plano de um saber corajoso que desvela o real e recusa o mundo instituído. E é bem possível que, entre um uso e outro que se faz do termo, existam inúmeras outras possibilidades.

O uso do termo *loucura*, portanto, encontra-se condicionado à consciência que se tem do seu sentido em uma cultura, em uma mentalidade ou em um determinado momento histórico. Foucault (1961) enfatiza que, na cultura européia, a loucura nunca foi um fato maciço, tendo passado por diversas metamorfoses no interior da consciência ocidental, tal como uma constelação que se desloca e transforma seu projeto. Para ele, dessa ausência de unidade na loucura — ou de sua presença sob uma forma dilacerada — resultam quatro formas de consciência que se tem sobre ela: a *crítica*, a *prática*, a *enunciativa* e a *analítica*, cada uma dessas formas suficiente em si mesma. No entanto, elas não deixam de ser solidárias, visto que se apoiam, sub-repticiamente, uma na outra.

1. A *consciência crítica* da loucura delimita os reinos do sentido e do não-sentido, da verdade e do erro, da sabedoria e da embriaguez, do sonho e da realidade, e assim por diante. É aquela

---

[1]. Fazendo referência a J.L. Austin, Costa (1994b) afirma que a linguagem não se presta somente a enunciar ou constatar coisas: "Dizer que a linguagem é performativa é dizer que ela é ato, que é capaz de desempenho ou de alterar ações ou estados. Todo dizer é fazer. Qualquer enunciado, mesmo quando, em seu conteúdo, reduz-se a descrever o que existe, soma a esta dimensão constatativa ou descritiva, chamada de *locutória*, uma dimensão *ilocutória* e uma dimensão *perlocutória*. A dimensão *ilocutória* é a que indica como o enunciado deve ser interpretado pelos falantes competentes da língua, ou seja, como deve ser lido em sua 'intenção', para ser corretamente compreendido. A dimensão *perlocutória* são os efeitos produzidos pelo enunciado no interlocutor. Assim, o sentido de um enunciado é composto de um *conteúdo proposicional* e de um *conjunto de circunstâncias*, o contexto, que conferem força ou eficácia transformadora ao que é dito. Ao falar, podemos mudar estados anteriores do sujeito e do mundo" (p.20).

"que a reconhece e a designa sobre um fundo de coisa razoável, refletida, moralmente sábia; consciência que se compromete inteiramente em seu julgamento, antes mesmo da elaboração de seus conceitos. Consciência que não *define*, que *denuncia*. A loucura é aí sentida a partir do modo de uma oposição imediatamente experimentada; ela explode em sua visível aberração, mostrando abundantemente e numa pletora de provas 'que ela tem a cabeça vazia e o sentido de cabeça para baixo'" (Foucault, 1961, p.166).

Essa consciência da loucura é a segurança que tem a razão da posse de si mesma, isto é, a certeza de não se estar louco, tal como vimos em Descartes[2]. Já Montaigne (1580-1588), na direção oposta, discorria, no final da Renascença, sobre a incerteza de nossos juízos e punha em dúvida a possibilidade de o homem reconhecer em si a presença da razão e, conseqüentemente, estar certo de não ser louco.

2. A *consciência prática* da loucura, uma espécie de "herdeira dos grandes horrores ancestrais", representa-se pelos ritos que purificam e revigoram as consciências obscuras da comunidade, situando-se mais no campo das cerimônias do que da linguagem. Essa forma de consciência

"se impõe enquanto realidade concreta porque é dado na existência e nas normas de um grupo; mais ainda, impõe-se como uma escolha, escolha inevitável, pois é necessário estar deste lado ou do outro, no grupo ou fora do grupo. Mesmo esta escolha é uma falsa escolha, pois apenas aqueles que estão no interior do grupo têm o direito de apontar aqueles que, considerados como estando fora do grupo, são acusados de terem escolhido estar aí. (...) Se ela implica a solidariedade do grupo, indica igualmente a urgência de uma divisão" (Foucault, 1961, p.167).

No conto *A Benfazeja*, de Guimarães Rosa (1962c), pudemos ver esse tipo de consciência em ação, quando a comunidade impõe uma forma violenta de exclusão, quase ritualizada, à personagem *Mula-Marmela*[3].

---
2. Ver capítulo II, seção "Três vigas-mestra da filosofia da razão: Descartes, Kant e Hegel".
3. Ver capítulo IV, seção "Definição e caracterização do louco de rua com a ajuda da literatura".

3. A *consciência enunciativa* da loucura não pertence à ordem do conhecimento, mas do reconhecimento. Foucault a identifica como *espelho*, no caso de *O Sobrinho de Rameau*, ou como *lembrança*, em Nerval e Artaud. Ela é uma reflexão sobre si mesma a partir do movimento que faz ao designar o estranho, visto que aquilo que ela põe à distância, quando o percebe, era, no fundo, o seu próprio segredo. É a *familiaridade do estranho* — se quisermos valer-nos de uma expressão freudiana — que ela rechaça. Essa forma de consciência é aquela que

> "possibilita dizer de pronto, sem nenhuma recorrência ao saber: 'Esse aí é um louco'. Não se trata aqui de qualificar ou desqualificar a loucura, mas apenas de indicá-la numa espécie de existência substantiva; sob o olhar está alguém que é irrecusavelmente um louco, alguém que é evidentemente um louco — existência simples, imóvel, obstinada, que é a loucura acima de toda qualidade e todo julgamento. A consciência não está mais, aqui, ao nível dos valores, dos perigos e dos riscos; está ao nível do ser, não passando de um conhecimento monossilábico reduzido à constatação" (Foucault, 1961, p.168).

Essa forma de consciência reconhece, na loucura, a familiaridade de sua dor. Pode ser a responsável pelo fascínio e pela atração exercidos pela figura do louco, simultâneos e correlatos ao horror e às tentativas de distanciamento. Na passagem de *Fogo morto*, de José Lins do Rego (1943), em que a velha sinhá e a mocinha ouvem o canto do cachaceiro *Zé Passarinho*, fica evidente a identificação entre todos eles na dor melancólica expressa em sua canção. Essa identificação surge em movimentos sinuosos e oscilantes, inicialmente indecisos, que partem de um sentimento triste, ainda difuso. Em seguida, a consciência das mulheres procura afastá-lo para o outro, terminando por deixar transbordar um reconhecimento — ainda que negado e projetado — da dor e da infelicidade próprias:

> "A voz do cachaceiro tocara o coração das mulheres. A velha sinhá batia com força na pedra branca. A moça deixava cair os seios do cabeção desabotoado. Não podiam falar, Zé Passarinho gemia na entoada. (...)
> — Tem sentimento a cantoria dele, disse a moça.

— Coitado de seu Zé, que vida ele tem, respondeu-lhe dona Sinhá.

E depois, como que querendo corrigir-se:

— Pode ser até mais feliz que muita gente" (p.88-89).

4. A *consciência analítica* da loucura predomina nos séculos XIX e XX. As outras formas de aproximação do fenômeno da loucura passam a ser consideradas primitivas, pouco evoluídas. Nessa forma de consciência não há ritual nem lirismo: "aquilo que evocava o horror convoca agora apenas as técnicas de supressão" (Foucault, 1961, p.170). O único equilíbrio da consciência da loucura dá-se pela forma do conhecimento, não sendo as formas da loucura, seus fenômenos e seus modos de aparecimento aí levados em consideração.

"Ainda que de fato não se consiga nunca esgotar seus fenômenos e suas causas, ela pertence de pleno direito ao olhar que a domina. A loucura é, aí, apenas a totalidade pelo menos virtual de seus fenômenos; não comporta mais nenhum perigo, não implica mais nenhuma divisão; não pressupõe mesmo nenhum outro recuo além do existente em qualquer outro objeto do conhecimento. É esta forma de consciência que lança as bases de um saber objetivo da loucura" (Foucault, 1961, p.169).

Essa forma de consciência é aquela que impregna as chamadas "ciências da loucura", constituindo a própria essência epistemológica da psiquiatria. Seu triunfo repousa na tomada da loucura pela medicina[4], que a reduz a um objeto de conhecimento tal qual outro qualquer, isto é, que a objetiva. Tal forma de consciência encontra-se ilustrada em um relance do conto *Darandina*, de Guimarães Rosa (1962d), quando, em meio à multidão que participa, contagiada, da cena de insanidade do louco que subira no topo da palmeira, o estudante de medicina que o observava diagnostica: "É o síndrome exofrênico de Bleuler".

* * * * *

---
4. Ver capítulo III, seção "A apropriação da loucura pela medicina".

O conjunto de narrativas colhidas no trabalho de campo[5], bem como os trechos da literatura brasileira levantados[6], mostra um louco de rua que vive sua loucura em praça pública — loucura que denominei como sendo de *domínio público* — de modo tal que nos permite aí visualizar tanto componentes da concepção *trágica* como da concepção *crítica*[7]. Melhor dizendo, poderíamos afirmar que essa loucura, que tem como palco a rua, representa uma permanência, em nossos tempos, da experiência trágica, por ser vivida em estado livre e por ser, de certa forma, socializada, tal como ocorria na Europa anterior ao século XVII, época em que sua experiência também evocava a loucura do mundo (Foucault, 1954).

A experiência da loucura do louco de rua seria, dessa maneira, uma espécie de "ilha" trágica, cercada pela concepção crítica de todos os lados. Nosso louco de rua — pela forma como vive a experiência de sua loucura e pelas modalidades de relacionamento que estabelece com a cidade — guarda algo remanescente de outras eras, que se confronta com uma mentalidade popular já profundamente impregnada pelas concepções próprias da psiquiatria. Nesse sentido, ele é um exemplar que escapou da institucionalização, foi salvo da apreensão médico-policial da psiquiatria. Vive em um mundo ambíguo que lhe dá o direito de experimentar seu desatino em estado de relativa liberdade, faz concessões à sua loucura por alguns instantes, mas tem olhos críticos e, quando julga necessário, apela para seu aprisionamento ou sua exclusão.

Se Zé Arbano perambula em Cambuí há tantos anos, tendo atravessado várias gerações com sua presença, o destino de seu irmão Antônio Cata-cisco foi muito diferente: levado para o manicômio em Franco da Rocha, de lá nunca mais saiu. Portanto, a loucura em estado livre tem sua existência muito próxima do encarceramento e da institucionalização. Se há uma distância enorme entre as formas de experiência da loucura de dois irmãos — uma verdadeira oposição entre seus destinos, pode-se dizer —, há, por outro lado, uma perigosa vizinhança entre a rua e o hospício, entre o trágico e o

---

5. Transcritas no capítulo VI.
6. Reproduzidos no capítulo IV.
7. Essa divisão entre as formas de experiência da loucura através da história foi feita por Foucault (1961); sobre tais conceitos, ver capítulo I, seção "Em busca de um sentido para a loucura".

crítico. O Estado, com seus manicômios oficiais, estava ali, próximo do louco, prestes a mudar radicalmente seu destino como nos casos de *Rita Música*, no Serro de Joaquim de Salles (1960, p.224) e da mãe e da filha de *Soroco*, no conto de Guimarães Rosa (1962a)[8]. O *Doido* do poema de Carlos Drummond de Andrade (1974) encarna perfeitamente esta ambigüidade entre a licença para ser louco e a cassação de seu "alvará": tem guarida em todas as casas, mas pode também ser preso "no cubículo mais tétrico e lodoso da cadeia" quando "endoida de jogar pedra".

Essa ambigüidade é, de fato, muito forte na experiência da loucura que se descortina no material que encontramos nas entrevistas. Se a exclusão é evidente, há, no entanto, um outro vetor do contato com o louco que nos chama a atenção: é o elemento lúdico presente no relacionamento da comunidade com seus loucos de rua. Muitas vezes o louco é aceito e suas idéias e falas delirantes não são desmentidas, mas acatadas. Não encontramos aí aquele *animus sanandi* inerente à concepção crítica psiquiátrica. Exemplo disso está em uma passagem da entrevista com José Lourenço, quando ele lembra que sua mãe perguntava a Rita Papuda se "sua filha" estava passando bem, quando "sua filha" era a boneca que ela carregava nos braços! Margarida, da mesma forma, conta que sua avó enrolava as bonecas de Rita no pano, como se fossem crianças de verdade. Também na farmácia, Rita recebia o mesmo tratamento. Fingiam dar injeção em sua "filha" quando esta se encontrava "doente", segundo a queixa da "mãe".

Várias modalidades do relacionamento entre o louco de rua e a cidade vão-se estabelecendo, sempre impregnadas de uma carga emocional com diversos vetores: encantamento, repugnância, curiosidade, pena, medo, condenação, diversão, enfim, uma enorme gama de afetos. Trata-se de um contato quase nunca neutro, do ponto de vista da mobilização dos afetos. É um contato significativo para a experiência das pessoas, posto que as mobiliza pelo fascínio e marca sua memória de modo especial.

O louco de rua tem importância *na* e *para* a cidade. É uma pessoa conhecida, observada e comentada, tal como os ilustres do lugar. É o que mostra Carlos Drummond de Andrade (1974) no poema *Doido*:

---

[8]. Ver capítulo IV, seção "Definição e caracterização do louco de rua com a ajuda da literatura".

"Torna-se o doido municipal,
respeitável como o Juiz, o coletor,
os negociantes, o vigário" (p.73).

José Paulo Paes (1992), no poema *Loucos*, atesta a importância do louco da Taquaritinga de sua infância por um prisma diferente, o *moral*. "Eu pelo menos não esqueci os loucos de minha infância", confessa. "Seu" louco estava mais próximo das crianças do que dos adultos. Havia um deles que

"Adorava crianças de colo. Quando lhe punham uma nos braços, seus olhos se acendiam, seu riso de idiota ganhava a mesma expressão de materna beatitude que eu me acostumara a ver, assustado com a semelhança, no rosto da Virgem do altar-mor da igreja" (p. 31).

Um outro louco, o *Félix*, não admitia que os meninos maiores batessem nos menores. Quando via uma cena em que isso acontecia, gritava para que um adulto viesse "salvar a vítima". Havia aí uma conduta nobre, fruto de uma sensibilidade da qual os adultos, com suas ocupações de pessoas "normais", não eram mais capazes, pois encontravam-se anestesiados para essas experiências. Havia, portanto, um ensinamento moral que vinha do louco, quando a razão comum descuidava de coisas tão importantes como a desigualdade de forças e a violência. Era esse ensinamento que os "professores do grupo e do ginásio" — o *status quo* — negligenciavam.

O louco que gostava de crianças pequenas (tal qual Zé Arbano, em Cambuí), e pegava-as no colo, mostrava-se portador de uma "maternidade" que os homens normais já suprimiram há muito tempo, até mesmo para constituírem-se como "normais". Os adultos afastam-se do mundo infantil. O louco não. Ou, pelo menos — o que já seria uma conclusão respeitável — *esta* é a experiência do poeta. Ora, essa constatação traz à tona o aspecto valorativo contido na divisão entre razão e loucura. Chama-nos a atenção para o critério ideológico presente na noção de *desvio* e na escolha dos valores e atitudes *razoáveis*. Tratando dos "golpes" desferidos contra o ideal de racionalidade ocidental no início do século XX, Chauí (1995) afirma que a teoria marxista desnudou o fenômeno da ideologia, ao mostrar que os sistemas filosóficos e científicos podem esconder a realidade social, econômica e política, a serviço da dominação e da exploração do homem por seu semelhante [9].

Montaigne (1580-1588), a partir de um universo de preocupação filosófica diferente, alertava para o absurdo de confiarmos cegamente nas conclusões de nossa razão, desprezando tudo o mais que com ela não fosse compatível. Ele tratou, nos *Ensaios*, "da loucura de opinar acerca do verdadeiro e do falso unicamente de acordo com a razão". Os etnológos deram-nos ensinamentos semelhantes, ao chamar a atenção para a pluralidade cultural dos paradigmas de razão, derrubando por terra a razão absoluta[10]. O convívio entre o louco de rua e a cidade, com a potência passional que encerra, talvez também possa servir-nos de lição.

O papel do louco para a cidade

Ao longo das entrevistas realizadas, um grande número de loucos de rua de Cambuí foi lembrado. Como a diferença de idade entre os entrevistados é significativa, pode-se deduzir que suas existências se situam dentro de um largo intervalo de tempo, que vai desde a adolescência do entrevistado mais velho (Sr. Luiz Cândido, 81 anos quando entrevistado em 1995), até os dias atuais.

Geninho só foi mencionado pelo Sr. Luiz Cândido, o mais velho dos entrevistados. *Zé do Binho* foi lembrado pelo Sr. Luiz e por D. Hélia. *Antônio Cata-cisco*, "o irmão do *Zé Arbano*", também só foi lembrado pelos entrevistados mais velhos. *Chico Louco* apareceu nas narrativas desses entrevistados, na de Ulisses e foi lembrado apenas vagamente por José Lourenço. As figuras centrais, que ocuparam a maior parte das narrativas, foram *Zé Arbano*, *Floriza*, *Marcolina*, *Rita Papuda* e *Brinco*. José Lourenço desfiou um número maior de nomes: *Patinho*, *Sartico*, *João Lameu*, *Zé Ramiro*, *Isabel*, *Marcola* e *Geraldo Cassiano*. *Guilhermina* apareceu em três dos depoimentos, mas foi lembrada primordialmente como "a irmã da *Marcolina*", assim como *Zé* e *Dito* foram mencionados como "irmãos do *Brinco*".

Todos eles, pode-se dizer, eram figuras populares, viviam boa parte de seu tempo perambulando pelas ruas e relacionavam-se in-

---
9. Sobre esse ponto, ver capítulo II, seção "A crise da razão".
10. Ver capítulo II, seção "A crise da razão", e capítulo III, seção "A etnopsiquiatria".

tensamente com as pessoas da cidade. A grande maioria era constituída de pessoas pobres, cujo sustento vinha da mendicância. As únicas exceções, a bem da verdade, eram *Brinco* e seus irmãos, que possuíam residência e família estabelecida na cidade. Alguns vinham do meio rural para a cidade (Rita Papuda e Geraldo Cassiano), outros eram abrigados por famílias em anexos de suas casas (Zé Arbano), outros, ainda, moravam em casas pertencentes à Igreja (como Floriza, que habitava uma pequena casa da antiga Vila São Vicente de Paulo).

Tendo vivido tanto tempo na cidade, vagando pelas ruas e expondo publicamente sua experiência de loucura, é natural que essas pessoas tivessem aguçado a curiosidade e a imaginação populares. Daí o aparecimento de uma série de histórias que versavam sobre a vida dessas pessoas e que se foram tornando parte do repertório da narrativa oral comunitária, sendo transmitidas de pessoa a pessoa oralmente e atravessando as gerações que as conheceram. Essas histórias, algumas vezes, ganhavam um colorido fantástico, como que impregnadas pela própria "desrazão" inerente a seu protagonista.

É possível que a loucura tenha esse poder de impregnação da criatividade comum, fazendo-se penetrar no imaginário popular. É claro que as condições dos loucos de rua também favorecem o surgimento de histórias que tentam dar conta de sua origem e de sua existência, pois muito de desconhecido existe em sua história pessoal. Há sempre um pequeno mistério sobre eles, fertilizando o imaginário popular já tocado pela aura de desrazão que deles emana.

A "lenda" que se criou em torno da vida de Rita Papuda aponta para isso. Há algo de poético na descrição de sua história: ela teria tido um bebê sozinha no pasto, "embaixo de uma paineira". Que precisão de detalhe! Essa informação sobre a espécie da árvore sob a qual ela teria tido uma criança aparece em dois dos depoimentos. Teria a paineira um significado simbólico especial? Não sei. Sei apenas que se trata de uma árvore muito bela quando florida, cuja presença em um pasto é sempre marcante. Talvez sua sombra tenha sido considerada pelo imaginário popular como o cenário mais adequado para o acontecimento em questão...

Do mesmo modo, Floriza era tida como muito velha, mais que centenária. Seria ela imortal? Isso não seria de todo inverossímil, dados os poderes sobrenaturais de escrava feiticeira que se lhe atribuíam. *Nhinhinha*, a pequena protagonista do conto *A menina de lá*, de Guimarães Rosa (1962b), tinha "modos estranhos, que persistiram com o seu crescimento". A partir de um certo ponto, tudo que ela falava ou desejava, acontecia! Ao *Elétrico*, um dos loucos de rua da Taquaritinga de José Paulo Paes (1992), também as crianças atribuíam poderes especiais:

> "Havia o Elétrico, um homenzinho atarracado de cabeça pontuda que dormia à noite no vão das portas mas de dia rondava sem descanso as ruas da cidade.
>
> Quando topava com um poste de iluminação, punha-se a dar voltas em torno dele. Ao fim de certo número de voltas, rompia o círculo e seguia seu caminho em linha reta até o poste seguinte.
>
> Nós, crianças, não tínhamos dúvida de que se devia aos círculos mágicos do Elétrico a circunstância de jamais faltar luz em Taquaritinga e de os seus postes, por altos que fossem, nunca terem desabado" (p.31).

Se recuarmos no tempo, encontraremos tal mistificação fora do âmbito exclusivamente infantil, como no poema acima. Uma radicalização de tal idealização podia conduzir até mesmo à sacralização do louco, reação social pouco provável de acontecer hoje em dia. A elevação do louco a um lugar de superioridade santa é o que o viajante francês Saint-Hilaire (1833) observou na Serra da Piedade, em Minas Gerais. A "irmã" Germana ganhou fama de santa e como tal foi reverenciada pelas multidões[11]. Os achados da antropologia apontam para formas semelhantes de se tratar os "desviantes" em outras culturas, quando seu meio social toma suas visões como resultantes de poderes sobrenaturais, e concede-lhe um lugar especial, como o de sacerdote, por exemplo (Benedict, 1934).

Uma das funções do louco de rua para a cidade é, portanto, a de catalisar o potencial mítico comunitário, contagiando com sua loucura a razão comum. O louco oferece sua existência, seus pensamentos e suas falas delirantes, estranhas, obscuras, misteriosas ou simplesmente engraçadas a um público ávido — ainda que, muitas vezes, inconsciente dessa avidez — por entrar em contato com algo que escape de seu modo ordinário de pensar e de explicar o mundo.

O louco parece despertar fantasias adormecidas. Ele introduz as dimensões do fantástico, do poético e do lúdico na vida comum das pessoas; daí o fato de muitas das histórias que se criam para dar

---
11. Ver capítulo IV, seção "O louco sacralizado".

conta de sua existência também recorrerem ao poético e ao fantástico. A razão, em seu senso estrito, é posta momentaneamente de lado, abrindo espaço a explicações de natureza mítica. O louco, por meio do fascínio que exerce, produz no outro — na cidade, em nosso caso — uma breve ruptura com o "universo da razão" (Birman, 1989). Podemos dizer ainda, lembrando Foucault (1961), que o louco remete o seu interlocutor à sua própria loucura pessoal, no âmago da qual jaz silenciosa a verdade mais profunda de cada um:

> "Se a loucura conduz todos a um estado de cegueira onde todos se perdem, o louco, pelo contrário, lembra a cada um sua verdade; na comédia em que todos enganam aos outros e iludem a si próprios, ele é a comédia em segundo grau, o engano do engano. Ele pronuncia em sua linguagem de parvo, que não se parece com a da razão, as palavras racionais que fazem a comédia desatar no cômico: ele diz o amor para os enamorados, a verdade da vida aos jovens, a medíocre realidade das coisas para os orgulhosos, os insolentes e os mentirosos" (p.14).

Foucault (1961) encontrou em *O Sobrinho de Rameau*, personagem de Diderot, uma típica figura do "ciclo de liberdade da loucura" que vigorou até cerca de 1650. Como nossos loucos de rua, essa figura transitava com seu desatino pelo palco da cidade, tendo o filósofo como interlocutor. Em uma passagem dessa história, Diderot (1761) ilustra, de modo contundente, essa espécie de "contágio" do homem comum pela loucura. O louco funcionaria, para o outro, como um *espelho*:

> "Nas raras vezes em que os encontro, sou retido pelo contraste de seu caráter com o dos outros, rompendo a uniformidade fastidiosa criada por nossa educação, por nossas convenções sociais, por nossas conveniências habituais. Se um deles aparece num grupo, é um grão de levedo que fermenta, restituindo a cada qual uma porção de sua individualidade natural. Sacode, agita, faz aprovar ou censurar, faz surgir a verdade, revela as pessoas de bem, desmascara os malandros. É nessa ocasião que o homem de bom senso escuta e decifra seu próprio mundo" (p.42).

Tratando do fascínio exercido pela loucura, Foucault (1961) afirma que ela desvenda a "verdade elementar do homem", isto é, sua natureza, seus desejos e mecanismos. Ela é um saber que inquieta, por ser, a um só tempo, inacessível e insinuante, ou seja, "estranhamente familiar". O louco se oferece como objeto de conhecimento e, em troca, investe aquele que o apreende "com todas as familiaridades insidiosas de sua verdade comum" (p.512). Assim, ele torna-se uma espécie de espelho que reflete a loucura pessoal desconhecida, inconsciente por excelência.

"...a loucura fascina porque é um saber. É um saber, de início, porque todas essas figuras absurdas são, na realidade, elementos de um saber difícil, fechado, esotérico. (...) Este saber, tão inacessível e temível, o Louco o detém em sua parvície inocente. Enquanto o homem racional e sábio só percebe desse saber algumas figuras fragmentárias — e por isso mesmo mais inquietantes —, o Louco o carrega inteiro em uma esfera intacta: essa bola de cristal, que para todos está vazia, a seus olhos está cheia de um saber invisível." (p.20-21).

O caráter mítico que aparece nas criações comunitárias que tentam abarcar a experiência do louco pertence, por excelência, à categoria do *trágico*, em oposição ao *crítico*[12]. A natureza do trágico parece estar para o mito do mesmo modo como a natureza do crítico está para a ciência, mormente para aquele modelo explicativo que atendia às exigências metodológicas positivistas. Gilles Granger (1969) denuncia a apropriação indébita do predicado de "razão" feita pela ciência, o que colocaria na marginalidade do racional as outras formas de explicação da natureza e do humano. É assim que, para ele, o mito seria mais uma forma possível de razão. Segundo Cassirer (1944), os mistérios do mito não contradizem, mas sim completam e aperfeiçoam a razão, apesar de serem refratários a uma análise meramente lógica. Para esse filósofo, não existe nenhum fenômeno da vida humana — e nem mesmo nenhum fenômeno natural — que não seja passível de uma interpretação mítica. Mais que isso, esses fenômenos *pedem* tal modo de interpretação[13].

---

12. Sobre a incidência do crítico no discurso psiquiátrico, ver, neste mesmo capítulo, na seção anterior ("Algumas questões histórico-conceituais concernentes à loucura e ao louco de rua"), a *consciência analítica* da loucura descrita por Foucault (1961).

13. Vale lembrar que o excesso de confiança na ciência e em seus métodos assépticos, estendidos à compreensão dos fenômenos humanos, acaba por aproximar-se da forma do mito, como aponta Szasz (1972), ao falar do "mito da doença mental" que fundamentou as tentativas de explicação organicistas da loucura.

Para falar de modo mais amplo do papel do louco de rua para a cidade, faz-se necessário levantar, nas entrevistas e no material recolhido da literatura, as modalidades de convívio que se vão travando entre a comunidade e seus loucos. Vários são os afetos despertados pelo louco nas pessoas da cidade com quem convivem: percebemos compaixão, interesse, curiosidade, desdém, crueldade e censura, entre outros. O que menos se encontra em relação ao louco é a indiferença ou a neutralidade, o que parece natural se considerarmos que ele, com sua fala e sua conduta, toca em valores coletivos calcados na razão ordinária, tais como a ordem, a contenção da agressividade, a execração do obsceno, a moral, a limpeza, o imperativo do trabalho, etc.

O convívio da cidade com a desrazão passa, como vemos, por um amplo leque que vai desde a aceitação e a tolerância até o ataque e a crueldade. Se parte da comunidade abriga a pessoa total do louco — isto é, ele *mais* a sua loucura —, outra parte (ou a mesma parte em outros momentos) pode insultá-lo, de modo que o vê reagir violentamente ou retirar-se humilhado.

Em quase todos os casos dos loucos lembrados pelos entrevistados, havia histórias de crianças que buliam com eles para vê-los reagir, atirar pedras, correr atrás delas em perseguição, etc. Há, indiscutivelmente, uma forte dose de sadismo que se dirige contra essas pessoas, alvejadas pela própria fragilidade pessoal e social que lhes é peculiar. Afinal, são *loucos* e *pobres*. Algumas fórmulas de provocação vão-se consolidando, transformando-se em atos iniciais de uma verdadeira encenação do "teatro do mundo". Floriza é "Batatinha", Brinco "vai se casar com a negrinha", Marcolina é chamada de criança, Zé Arbano é ameaçado de prisão, e assim por diante. No conto de Moreira Campos (1957), do mesmo modo, o pobre protagonista é apelidado de "Caroço". No Serro de Joaquim de Salles, *Maria Bernarda* era "Maria Louca", e andava pelas ruas a gritar e a praguejar contra os moleques que a chamavam pelo apelido.

Nem sempre, no entanto, o convite à encenação tenciona uma cena de horror. Pode acontecer de se conclamar o louco a fazer o seu espetáculo, o que ele aceita de bom grado, aproveitando a oportunidade para exibir-se, a si mesmo e a seus talentos musicais ou teatrais. Nesse caso, o contato com o louco serve ao divertimento, muitas vezes até afetuoso e ingênuo, de ambas as partes, isto é, dele próprio e de seu interlocutor.

Zé do Binho e Chico Louco dão exemplo dessa espécie de contato, pois faziam apresentações musicais concorridas, assistidas por adultos e crianças que os seguiam em séquito. Suas imagens associavam-se às festas, às quais não faltavam. Ao que parece, eram verdadeiros irradiadores de alegria. Eram, ambos, "inofensivos", como atestam os entrevistados. Sobre Zé do Binho, o Sr. Luiz Cândido atesta:

"O Zé do Binho não perdia festa, andava com uma caixa batendo. (...) A vida dele era só aquilo. Fechava os olhos e cantava na festa, no meio do povo, rodeava o dia inteiro cantando. E no fim o povo todo queria bem ele, porque ele não mexia com a vida de ninguém! O povo tratava bem ele, dava comida. (...) Um homem daquele virou um santo, porque um homem daquele não fez nada de ruim neste mundo. Nada, nada!".

Zé Ramiro cantava, dançava, sapateava e contava histórias interessantes. Marcola fazia piadas. Marcolina, quando instada, dava gargalhadas espetaculares. Rita Papuda, quando contava histórias de sua "filha" ou de seu "casamento" próximo, não deixava de divertir o seu ouvinte. No seu caso, havia até mesmo uma boa dose de tolerância em relação a seus delírios: todos que a ouviam "davam corda" a suas histórias e comportavam-se como se acreditassem no que ela dizia. Chegavam a confeccionar, para ela, imitações de convites de casamento, com data e tudo mais, que ela exibia nas casas em que batia para pedir alguma coisa. Seu "público" era atraído pelo aspecto lúdico que ela lhe proporcionava nesse contato, aspecto que, provavelmente, já havia sido abolido, em grande parte, da vida comum do cotidiano e do trabalho de adultos.

Em uma passagem de *O Sobrinho de Rameau*, Diderot (1761) descreve detalhadamente a encenação que seu protagonista fazia nas ruas, quando instado pelas pessoas: cantava árias, entrava em transe, gesticulava, recitava trechos de óperas, encarnava diversas personagens de peças teatrais, divertindo, emocionando e enternecendo a sua platéia. Semelhante papel encontramos na atuação do louco do conto *Darandina*, de Guimarães Rosa (1962d), que, subindo em uma palmeira e despindo-se lá no alto, levou a multidão ao delírio. *Mariquinha Doida*, nas memórias de Joaquim de Salles, também dava pequenos espetáculos, entoando modinhas.

O uso do louco para uma forma de divertimento, ora inocente, ora malvado, aparece, no relato de José Lourenço, no episódio de

Zé Cassiano e as "sementes de lambreta". Deram-lhe sementes de abóbora dizendo que delas nasceria um pé de lambreta, e ele cultivou-as com todo afinco, inclusive acordando de madrugada para regá-las. De forma semelhante, nas memórias de Helena Morley (1942), Domingos, com seu sonho de enriquecer, foi instado a dar um beijo em uma moça que supunha rica, pois haviam-lhe dito que, se assim fizesse, ele seria obrigado a casar com ela.

O louco de rua que se prestava a divertir a coletividade acabava por ser acolhido de modo afetuoso e até mesmo efusivo. Atraía as pessoas para suas "exibições", amealhando verdadeiros admiradores, especialmente entre as crianças. Este era o caso do relacionamento, marcado por forte afeição mútua, entre o entrevistado José Lourenço e Zé Ramiro: quando este era preso, o menino entrava em um estado de grande inquietação e chegava a fazer com que seu pai intercedesse em seu favor com as autoridades. D. Hélia também referiu-se à enorme dor de sua filha Ivone ao ver Zé Arbano atropelado por um automóvel. O episódio de *Venta-Romba*, das memórias de infância de Graciliano Ramos (1945), também mostra o menino entristecido — mais que isso, revoltado — pela prisão do mendigo. Muito embora isso não seja dito expressamente pelo narrador — por conta do estilo particularíssimo do autor —, o tom de crítica e de indignação com a injustiça fica evidente.

O carinho das pessoas pelo louco de rua fica patente no momento em que ele desaparece. Sua morte é sentida como uma perda significativa para a cidade; torna-se notícia relevante. Vejamos uma fala de José Lourenço:

"A Floriza morreu no asilo, bem velhinha. A cidade toda chorou sua perda. Parece até que puseram um retrato seu lá no asilo, numa homenagem".

Entre os loucos de rua de Montes Claros, retratados por Hermes Augusto de Paula (1979), havia um de apelido *Sapudo* que, ao morrer serenamente em plena rua, vítima de estrangulamento herniário, estava rodeado de crianças.

A louca do poema de Jorge de Lima (1938) é evocada após sua desaparição, quando o poeta demonstra fé em sua redenção:

"Onde andarás, louca dentro da tempestade?
(...)
Se estás morta, começaste a viver, louca!

> Se estás mutilada, começaste a ser recomposta na
> grande Unidade!" (p.235-236).

Muitas vezes, depreende-se do comentário que se faz sobre o louco de rua um sentimento de pena, duplamente alimentado pela presença simultânea da loucura e da pobreza. O poeta Jorge de Lima (1950) equiparava o louco aos velhos e aleijados, penalizado por sua solidão:

> "Tenho pena dos pobres, dos aleijados, dos velhos
> Tenho pena do louco Neco Vicente
> E da Lua sozinha no céu" (p.41).

Nos depoimentos dos entrevistados aparecem várias vezes expressões de pena em relação ao louco de rua e seu destino: pena porque as crianças — e mesmo os adultos — zombam deles ou fazem-lhes provocações maldosas e grosseiras; pena porque são "doentes", incapazes de compreender a realidade; pena porque sofrem com seu estado de loucura; pena porque são pobres e vivem na mendicância ou na solidão. O preto Geraldo Cassiano, com sua cantoria melancólica, que expressava a inacessibilidade do amor, comovia o entrevistado José Lourenço em sua infância:

> "Nunca sorria. Seu rosto era de uma tristeza imensa, seu canto era de uma melancolia de fazer doer, quase um soluço... (...) aquela figura me impressionava muito, eu corria até a janela pra poder vê-lo passar. Era algo muito melancólico, cortava o coração".

Algo semelhante acontece no romance *Fogo morto*, de José Lins do Rego (1943), quando o canto triste do cachaceiro *Zé Passarinho* toca profundamente o coração das mulheres que o escutam. Em outras situações, esse sentimento de pena pode ganhar também ares de revolta, que se expressa em uma crítica social que condena a sociedade que maltrata ou exclui seu louco. Já vimos isso no episódio da prisão injusta de *Venta-Romba*, em Graciliano Ramos (1945), quando o menino se revolta contra a atitude de seu próprio pai. Na entrevista com Ulisses, também essa condenação aparece:

> "Marcolina e Guilhermina, aparentemente, viveram toda a vida de esmolas. Marcolina, vista à distância no tempo, parece ter sido muito mais vítima da miséria que da 'loucura'

convencional. A pobreza extrema pode ter perturbado a sensibilidade dessa mulher sensível e religiosa, a ponto de torná-la extremamente irritada com troças grosseiras. Nesses momento, esbravejava indignada, queixando-se da 'má educação' dos que a insultavam. Depois caía num pranto comprido e enxugava as lágrimas com um lenço feito com o tecido de sacos de açúcar usados".

Guimarães Rosa (1962c), no conto *A Benfazeja*, denuncia a exclusão do louco de modo mais taxativo e contundente, acusando duramente a sociedade por tal ação cruel e injustificável. Ele mostra a personagem *Mula-Marmela* sendo condenada ao papel de bode expiatório, vendo negarem-lhe qualquer migalha de condescendência. O escritor, no decorrer do conto, vai inquirindo a comunidade, denunciando suas projeções e desnudando sua crueldade[14].

Esse conto de Rosa talvez seja uma das descrições mais loquazes de uma das espécies possíveis de sentimento sobre o louco que detectamos na literatura: o ódio que decreta a exclusão concreta. *Mula-Marmela* é expulsa da cidade, acabando por morrer isolada sem assistência nem caridade. Exemplo assim tão intenso não encontramos em nenhuma das entrevistas.

Sentimentos negativos, tais como a repelência e a condenação, de cunho claramente projetivos, encontramos de modo especial na crítica que se faz ao ócio, quando os loucos de rua estão na berlinda social. Foucault (1954) chamou a atenção para essa ligação entre loucura e ócio, esse pecado maior do mundo burguês. O imperativo do trabalho possui um "papel de sanções de controle moral" (p.79) que permite à sociedade formular uma crítica feroz ao louco que não adere ao sistema produtivo. É evidente que existe aí uma espécie de "inveja" cultural, já que o louco permanece rebelde às exigências civilizatórias às quais os comuns dos mortais são obrigados a sucumbir[15]. O trabalho é, freqüentemente, encarado como uma "labuta penosa" à qual o homem se viu obrigado a partir de sua queda; ele é o oposto do ideal do paraíso, que seria o reino do ócio

---

14. Este ponto é discutido com maiores detalhes no capítulo IV, seção "Definição e caracterização do louco de rua com a ajuda da literatura".

15. Talvez por não se subordinar às exigências decorrentes do pacto civilizatório, o louco tenha sido visto por Pinel como "a criança da humanidade" (Pessotti, 1994), já que esta ainda não subscreveu completamente tal pacto. Sobre o ponto de vista de Pinel, ver capítulo III, seção "A apropriação da loucura pela medicina".

abençoado. Esta é, pelo menos, a explicação religiosa que a tradição judaico-cristã reserva para ele (Ferraz, 1998).

Por meio de Freud (1908 e 1930), sabemos que os imperativos do trabalho ocupam uma posição fundamental na constituição da civilização e da vida comunitária, ao lado de outras formações substitutivas do erotismo anal (limpeza, ordem, regularidade, controle, avareza, etc.), que constituem os *traços anais de caráter*, imprescindíveis ao pacto civilizatório. Tais traços são a marca indelével das exigências da civilização sobre o indivíduo e surgem a partir de uma combinação entre os mecanismos de *recalque, sublimação* e *formação reativa*.

É comum que setores da comunidade não tolerem o exemplo de "indisciplina" cultural que vem do louco. No depoimento de José Lourenço aparece a figura de um tal Chico, que tinha horror ao trabalho e, por isso, era provocado pelas crianças e adultos quando aparecia na cidade. Diziam-lhe algo assim: "Vem cá, tem um montinho de lenha aqui pra você rachar". Isso era o suficiente para que ele esbravejasse contra o provocador. Mesmo as tentativas de enquadramento de Marcolina em um emprego doméstico, como descreve D. Hélia em sua narrativa, atestam a intolerância ao ócio:

"A Marcolina não gostava de trabalhar, não. Falar de serviço com ela era o mesmo que bater nela".

A fala de Ivo, filho de D. Hélia, que participou de um momento da entrevista, aponta inequivocamente para essa condenação. Lembrando de uma das figuras das ruas de Cambuí, disse ele:

"Quem não gostava de trabalhar era o Quinhento. Ele só pedia de quinhento! Uma vez, quando eu trabalhava na sapataria do Zé Buraco, ele passou e pediu quinhento. Aí eu falei: quer ganhar três mil e mais um prato de comida? Ele falou: ah, eu quero! O mato no terreiro 'tava meio ralinho, mas 'tava grande. Aí eu chamei ele, levei no terreiro e mostrei o enxadão que 'tava lá e falei: capina essa horta aqui que você ganha o prato de comida e três contos. Ah, ele deu no pé e nunca mais não passava nem na porta da sapataria! Dava volta pelo outro lado da rua, não passava nem em frente".

Mas, é evidente, nem sempre é assim. Visto como alguém doente, o louco pode também receber compreensão e ser tolerado, o que acaba acontecendo quando lhe oferecem guarida, roupas, comida e outras coisas mais. Figura popular que é, ele acaba sendo cuidado, alimentado e vestido pela comunidade. Como no poema de Carlos Drummond de Andrade (1974), o louco "entra e come onde quer". Vive da caridade pública, como praticamente todos os entrevistados atestaram. Basta um pequeno levantamento para comprovar esse cuidado, que não se restringia à alimentação, mas abrangia o pouso, o banho, presentes, tais como brinquedos e até mesmo uma escuta calorosa de suas queixas:

1. D. Hélia diz sobre Marcolina:
"...ela comia bem, né? Chegava numa casa comia, chegava noutra, comia. Era bem alimentada, era forte".

Sobre Zé Arbano, diz:
"Até hoje é assim. Ele vem aqui, fica aí, fica horas... Come, toma café, toma água, fuma, fica contanto dinheiro. Agora fizeram uma casinha pra ele lá na Vila Nossa Senhora Aparecida, fizeram um mutirão e construíram uma casinha".

2. O Sr. Luiz Cândido diz sobre o Zé do Binho:
"O povo tratava bem dele, dava comida, mandava ele parar de cantar, abria os olhos dele pra dar comida pra ele: 'Ô, pára aí um pouquinho', e dava um salgadinho pra ele; eu mesmo dei comida pra ele muitas vezes".

3. Margarida diz sobre Rita Papuda:
"...ela sempre pedia pouso na casa do meu avô. (...) Lá na casa do meu avô, sempre ela dormia. Eles arrumavam um colchãozinho lá na casinha de fora pra ela, e ela dormia com o 'hominho' dela lá. A casa do meu avô era rente à estrada, então todos os andantes iam pedir pouso lá. Eles tinham um colchãozinho de palha que eles jogavam no chão e davam pouso pra essas pessoas. Se quisessem tomar banho, eles arrumavam o banho...".

4. José Lourenço diz sobre Rita Papuda:
"...eu me lembro da minha mãe guardar alguma boneca velha, reservando pra dar pra Rita quando ela passasse! Fazia isso pra Rita como fazia para uma criança pobre, com o mesmo propósito e o mesmo empenho!".

5. Ulisses diz sobre Marcolina:
"Marcolina aparecia com freqüência na casa de minha avó, dona Nenen. Pedia um pouco de arroz, nem que fosse com casca, açúcar, café, um pouco de banha de porco e, se estivesse com sorte, coincidindo com a matança de um porco — um acontecimento corriqueiro na casa de minha avó — também um pouco de carne.
Marcolina se anunciava à porta, batendo com o cabo de sua sombrinha e chamando pelo nome de minha avó. Dona Nenen ouvia com paciência suas queixas sobre provocações vulgares nas ruas, dizendo que ela não devia dar ouvidos para isso. Marcolina ainda reclamava por algum tempo, enxugava os olhos banhados em lágrimas e agradecia — não sei se pelos pequenos auxílios materiais, pelos conselhos ou simplesmente pela afetividade que minha avó dispensava a quem quer que a procurasse".

Nem só a recusa ao trabalho parece afrontar determinados segmentos da comunidade. A rebeldia em relação a outros traços civilizatórios também pode servir à estigmatização e à rejeição do louco. A vida desregrada pelas ruas, a falta de determinados pudores, a prodigalidade e a falta de limpeza, entre outras, são características que mostram ao corpo social, como que em um espelho às avessas, o quanto o cidadão "normal" sujeita aos imperativos da civilização suas pulsões naturais, ávidas por satisfação. É assim que a sujeira caprichosa de Floriza, que nunca tomava banho, marcava profundamente sua imagem. Antônio Cata-cisco, com sua obsessão por coletar lixo, mostrava-se um amante da limpeza pública. Mas seu sintoma acabava por denunciar, quase que imediatamente, a irresistível atração pelo lixo! Chico Louco só tocava e dançava, isto é, vivia como a cigarra de La Fontaine, entregue ao prazer e avessa ao trabalho e à acumulação prudente de reservas.

A qualidade de errante dos loucos de rua também pode ser lembrada aqui como uma oposição à exigência do controle da própria motilidade, que o processo de educação impõe-nos a todos. Da mesma forma, podemos lembrar da agressividade do louco que joga pedras (curiosamente, sempre como reação ao sadismo daquelas pessoas "normais" que os provocam e que obtêm gozo com sua fúria...) como exemplo de não-sujeição. Até mesmo o olhar "maternal" que o louco do poema de José Paulo Paes[16] dirigia às crianças de colo denuncia sua indiferença em relação à atribuição normalizante de papéis sexuais.

Os sintomas incompreensíveis dos loucos de rua, que tanto despertam a atenção da cidade, podem, por um outro prisma, ser vistos não como rebeldia aos preceitos civilizatórios, mas como exageros caricaturais destes. Este parece ser o caso do ritual francamente obsessivo de Rita Papuda, lembrado por Margarida em sua entrevista, que mostra uma ordenação maluca na condução de suas bonecas pela estrada que liga Cambuí a Consolação:

> "E quando ela apareceu com as bonecas, ela tinha uma mania de andar até uma certa altura com uma das bonecas; conversava, conversava com a 'filhinha' dela, que era a boneca, deixava ela lá e voltava pra trás pra buscar a outra boneca; pegava a outra, levava até o ponto onde tinha ficado a primeira; aí pegava a primeira e deixava a outra, e assim ia: ela nunca carregava as duas ao mesmo tempo, era sempre uma de cada vez. Isso não é coisa de gente normal, né? Ia só de trecho em trecho...".

Encontramos essa mesma exacerbação de traços anais na acumulação de coisas aparentemente irrelevantes feitas por Floriza, que guardava medalhas, pedaços de papel e pano e inúmeras outras "bugigangas" no peito, dentro do vestido, tudo misturado com bosta, como se dizia na cidade. A desconfiança paranóide de Zé Arbano, que temia contar seu dinheiro na frente de estranhos, também serve como ilustração de tal exacerbação.

Finalmente, para encerrar estes comentários sobre o papel do louco para a cidade, cabe levantar as idéias populares acerca da etiologia da loucura que aparecem nas entrevistas. Uma das formas de curiosidade despertadas pela loucura na comunidade concerne à sua própria origem. Então, faz-se mister criarem-se formas de explicação para sua etiologia[17]. O poeta Jorge de Lima (1929), no poema *Joaquina*

---

16. Ver a primeira seção do presente capítulo ("Algumas questões histórico-conceituais concernentes à loucura e ao louco de rua").

17. Vimos, no capítulo I, que a humanidade sempre sentiu a necessidade de formular tentativas de explicação para o fenômeno da loucura. Encontram-se, na história da loucura, três enfoques, a saber: o *mitológico-religioso*, o *psicológico* e o *orgânico* (Pessotti, 1994).

Maluca, expressa a indagação que pode ser feita sobre o motivo pelo qual sua personagem enlouquecera. É a loucura que conduz à vida miserável do louco de rua ou é a miséria que enlouquece uma pessoa? Em seu depoimento, Ulisses atribui a loucura de Marcolina a uma perturbação de sua sensibilidade pela exposição à miséria e aos maus tratos que recebia. Mas vejamos o poema de Jorge de Lima[18]:

> "Joaquina Maluca, você ficou lesa
> não sei por que foi!
> Você tem um resto de graça menina,
> na boca, nos peitos,
> não sei onde é...
> Joaquina Maluca, você ficou lesa, não é?
> Talvez pra não ver
> o que o mundo lhe faz.
> Você ficou lesa, não foi?
> Talvez pra não ver o que o mundo lhe fez.
> Joaquina Maluca, você foi bonita, não foi?
> Você tem um resto de graça menina
> não sei onde é...
> Tão suja de vício,
> não sabe o que o foi.
> Tão lesa, tão pura, tão limpa de culpa,
> nem sabe o que é!" (p.129).

Mas nem sempre as causas da origem da loucura aparecem como objeto do interesse das pessoas, ou seja, nem sempre é moralmente relevante preocupar-se com essa questão. É assim que o Sr. Luiz Cândido, de modo absolutamente singelo, diz, quando indagado se sabia o motivo pelo qual o Binho apresentava aquela forma de comportamento:

> "Desde menino ele pegou de fazer uma caixinha e ficou com aquilo".

---

18. Reproduzo aqui o comentário sobre a questão da etiologia da loucura nesse poema, que se encontra no capítulo IV: o poeta "parecia supor que a loucura de Joaquina seria uma forma de defesa, uma tentativa de esquecer o (mal) que o mundo lhe fazia. É interessante observar um detalhe precioso do poema: o autor usa os tempos verbais no presente e no passado — *faz* e *fez* —, indicando com isso que o mal que a ela fora feito estava, em primeiro lugar, na etiologia de sua loucura, e que, em segundo, o próprio fato de ela encontrar-se submersa na loucura fazia com que o mundo a maltratasse. O poeta atribuiu-lhe características, tais como inocência, pureza e graça (que a absolviam da culpabilidade), concebendo o mal como uma espécie de invasor a induzi-la ou mesmo a obrigá-la ao vício".

Hipóteses de cunho organicista (genético) também podem ser encontradas. É possível, naturalmente, supor que elas tenham sua origem na própria impregnação do imaginário popular pelas concepções científicas veiculadas pela medicina. Afinal, como já disse anteriormente, o louco de rua vive sua experiência no palco da cidade nos moldes da tradição trágica, mas cercado pela concepção crítica por todos os lados. Assim, o organicismo deve ter deixado marcas na mentalidade popular. Se um paradigma de racionalidade "pré-científico" sobrevive, por meio da forte resistência que o caracteriza, a razão dominante, impositiva, vem a ele mesclar-se em razão da própria dinâmica social, podendo, com isso, criar fórmulas que signifiquem soluções de compromisso.

Joaquim de Salles (1960) conta que a loucura de seu *Tio Ernesto* era atribuída a uma queda "de cavalo ou de barranco abaixo", na qual ele dera com o crânio sobre uma pedra. Trata-se de um modo de causalidade orgânica, cujo fundamento seria o dano causado ao cérebro. D. Hélia, em sua entrevista, coloca uma outra forma de causalidade orgânica, que é a genética: na família do Brinco há uma "turma de loucos": "lá são vários, tudo atrapalhado", diz ela. O próprio Sr. Luiz Cândido, em um outro momento, quando fala de Zé Arbano, arrisca essa modalidade explicativa:

> "O Zé Arbano é gente lá do bairro dos Lopes. Ele tinha um irmão que era atrapalhado também, o Antônio Catacisco, que andava por aí com um saquinho catando cisco. Só fazia isso. Depois parece que levaram ele pra Franco da Rocha, pro hospital, internaram ele lá. Parece que até ele tá vivo até hoje. Eles tinham uma irmã também, que andava por aí com uma boneca nos braços, uma boneca toda enrolada de pano. Era doida também, é coisa de família, tudo atrapalhado!".

Apesar da impregnação organicista, as hipóteses de cunho propriamente psicológico ainda são mais freqüentes[19]. É assim que Rita Papuda teria ficado louca por não ter suportado o roubo de sua filha nascida no pasto, como aparece no depoimento de José Lourenço.

---
19. O enfoque psicológico é aquele que vincula a origem da insanidade à ação das paixões ou, ainda, remete suas causas às vicissitudes da experiência de vida psíquica de cada um: frustrações, sofrimento físico e moral, exposição à violência, exploração sexual, traumas, acidentes, etc.

Ulisses conta uma versão diferente, segundo a qual Rita "mergulhou na loucura" depois de ter sofrido um aborto. Margarida conta ainda uma outra versão: a de que a filha de Rita teria morrido por falta de cuidados adequados por parte da mãe, que, afinal, era louca... D. Hélia corrobora a versão segundo a qual a criança teria morrido. De qualquer modo, todas as versões apontam para a natureza mesma de seu delírio, que consistia em tomar a boneca por filha e produzir uma fixação obsessiva na idéia do casamento. Margarida chega afirmar, peremptoriamente, que a loucura de Rita só pode ter resultado de uma desilusão[20].

Por fim, uma explicação popular da loucura muito curiosa aparece no depoimento de Ulisses. Segundo ele, diziam que o Zé Louquinho havia ficado louco por ter comido juá-bravo, e aquele que entrasse em contato com sua baba seria contaminado, adquirindo o mesmo mal. Ora, tal afirmativa, que parece apoiar-se em uma causalidade física, deita raízes no campo do pensamento mítico, pois mostra que o imaginário popular comunitário produziu uma formação supersticiosa que atende aos anseios de explicação dos fenômenos humanos e naturais inerente a todas as culturas, em qualquer fase de seu desenvolvimento em que elas se encontrem. Há algo de mítico em torno dessa planta — na qual não se pode sequer tocar — que apresenta uma estrutura semelhante àquela do tabu descrito pelos etnólogos[21] e retomado por Freud (1913) no clássico *Totem e tabu*.

> "Zé Louquinho, na minha memória, tem em torno de 20 anos, é um rapaz forte, olhos verdes, cabelos claros, desdentado, com alguma baba (que acreditávamos poder transmitir sua loucura, daí minha mãe recomendar que não dividíssemos nenhuma guloseima — sorvete, doces, frutas — com ele) pendendo pelos cantos da boca".

---

20. Não deixa de ser curioso o fato de que tal enfoque etiológico, fundamentado, em última instância, na *frustração*, coincide com o de Freud. No artigo *Tipos de desencadeamento da neurose* (1912), ele coloca a frustração de um desejo importante como a principal causa do adoecimento psíquico; já em *O mal estar na civilização* (1930), sua hipótese explicativa da causa da "fuga para a psicose" abrange uma frustração mais generalizada, que é a insatisfação do indivíduo decorrente do conflito entre seus anseios de realização libidinal e as normas da civilização.

21. Especialmente por J.G. Frazer, que publicou, em 1910, os quatro volumes da obra *Totemism and exogamy*.

Assim, por meio de um verdadeiro processo de pensamento coletivo que pressupõe um deslocamento metonímico de representações inconscientes, forma-se uma proibição: não se toca no louco, assim com não se toca no juá-bravo, pois a baba daquele que provou tal fruto proibido adquiriu suas propriedades mágicas, passando a ter, também, o poder de enlouquecer[22].

Como se vê nesses exemplos de formas de conceber a origem da loucura, encontramos um pouco de cada um dos três enfoques explicativos mesclados na narrativa oral comunitária. O louco de rua, inequivocamente, toca o imaginário popular, fertilizando-o e impulsionando-o a produzir. Por uma espécie de contágio mágico, ele faz com que a racionalidade ordinária retroceda, salutarmente, aos planos do fantástico, do lúdico e — por que não dizê-lo? — do onírico. Relembrando a epígrafe que abre este trabalho, cito Jurandir Freire Costa (1996):

> "Um grão de loucura e devaneio, quem sabe, é desta falta que padecem nossas almas mortas, famintas de encantamento e razão de viver".

O papel da rua para o louco

Por meio das entrevistas realizadas, bem como do material recolhido na literatura, pude levantar algumas conclusões sobre o papel do louco para a cidade. Este foi, na verdade, o ponto principal da minha investigação. No entanto, o material levantado permite-nos tirar algumas reflexões adicionais, a partir de um outro prisma: *o papel da rua para o louco*.

Os loucos de rua configuram um grupo que escapou de qualquer forma de tratamento e da institucionalização de sua "doença". Sobrevivem como remanescentes de uma era pré-psiquiátrica, quando os loucos tinham a liberdade de compartilhar com todos o espaço da cidade e a internação ainda não os ameaçava. Nem mesmo o diagnóstico dessas pessoas provém do saber psiquiátrico, visto que elas se encontram à distância da assistência ou da intervenção médica.

---

22. Essa crença assemelha-se a uma superstição popular, largamente difundida, segundo a qual a pessoa que entrar em contato com a baba do epilético, durante seu ataque, adquire, por contágio, a doença. Agradeço ao psiquiatra Antônio Carlos Albergaria por essa informação.

Quem os reconhece e os aponta como loucos é o próprio povo. Assim, essas pessoas não são psicóticas, esquizofrências ou maníaco-depressivas, mas são simplesmente *loucas, doidas, malucas, atrapalhadas* ou algo equivalente. Não há cidade que não conheça os loucos de rua. Neste trabalho, ficamos circunscritos a Cambuí, exemplo de pequena cidade onde os loucos são figuras públicas conhecidas por toda a comunidade. Mas eles não estão ausentes das grandes cidades. Cada bairro, cada rua, tem o "seu" louco que, vivendo no palco da cidade, acaba por socializar-se, ainda que na condição de pária de uma sociedade, como era o caso do personagem *Bafo de Bode*, do romance *Tieta do Agreste*, de Jorge Amado (1989):

"...rebotalho da sociedade, apodrecido por dentro e por fora, (...) esse detrito mal-cheiroso desce as ruas aos trancos e barrancos..." (p.45).

Esse louco, por não ter, na maioria dos casos, uma família em condições de dar-lhe cuidados e mantê-lo em casa, ganha as ruas e vive sua vida e sua loucura nesse espaço que Foucault (1954) chamou de "teatro do mundo". Seu contraponto está em uma outra forma de experiência da loucura que é oposta à sua: trata-se da experiência do louco que fica internado em alguma instituição ou retido em casa[23]. A presença da família pode, muitas vezes, impor um controle a seu membro "desviante", por vergonha, incômodo ou qualquer outro sentimento e, assim, privá-lo do contato com o mundo.

Ao segregar o seu louco, a família cumpre o papel da instituição psiquiátrica. Ela representa a razão comum e ordinária, com todas as conseqüências morais que dela advêm. No entanto, raras vezes ela preserva-se completamente das encenações do "teatro do mundo" no palco da cidade. Vimos o exemplo de *Dodona Guerra*[24], personagem do poema de Carlos Drummond de Andrade (1974) que, mesmo trancada em casa, como uma "fera enjaulada", brigava com os meninos que a provocavam da rua. O mesmo acontecia com o velho *Virgílio Mamede*, das memórias de Joaquim de Salles (1960), que ficava encarcerado, como um "animal bravio", nos porões da Casa de Caridade do Serro. O louco grita, chama as atenções para

---

23. No capítulo IV, seção "A loucura de domínio privado", discuto com maiores detalhes essa questão.

24. Ver capítulo IV, seção "A loucura de domínio privado".

si. Os moleques fazem-lhe provocações. As pessoas todas tecem, a boca pequena, comentários sobre ele e sua família. Em suma, o palco da cidade estende-se para dentro das portas e janelas de sua casa. Ulisses, em seu depoimento, faz o retrato de um caso típico desse louco encarcerado pela família:

> "Do louco que mais me impressionou eu não sei sequer o nome, o que já é sintomático. Em noites de lua cheia, com alguma freqüência ele me volta à memória, um fato que só agora eu próprio consigo elaborar. (...) Sabíamos os nomes dos irmãos deste louco, mas não o dele. Certamente, isto é indicativo do esforço de escondê-lo da sociedade, por vergonha. A memória mais forte que tenho deste louco são seus gritos, seus uivos, como um lobo aprisionado. Vejo-me sentado no muro vizinho do casarão onde ele vivia, ouvindo os ruídos que atribuíamos ao louco. Não tenho memória de quando seus gritos cessaram: ele morreu, foi transferido para um hospital, recolheu-se ao seu próprio silêncio? Não sei o que aconteceu. Na minha memória, em noites de lua cheia, ele reaparece como um rapaz magro, rosto fino, talvez uns 25 anos, como um enigma de que não me tinha dado conta, conscientemente, até este momento em que faço este relato".

Com o louco de rua, tudo parece diferente. Ele encontra, na cidade, meios de socializar-se. É evidente que também encontra pela frente o preconceito, a exclusão, a maldade, etc. Mas, ainda assim, torna-se parte da engrenagem social e dá demonstrações inequívocas da importância que têm, para ele, o espaço público e social e sua liberdade de andarilho. Segundo Deborah Sereno (1995), "no caso dos loucos de rua, é esse pleno exercício de circular e de construir organizações singulares de vida que parece tratá-los" (p.26).

Vimos que muitas são as provocações que o louco de rua tem de suportar, especialmente as que partem dos moleques. Margarida conta que as crianças diziam para Rita Papuda: "ô Rita, joga essa boneca fora", "isso aí é boneca de pano". Ou seja, contradiziam seu delírio, o que a enfurecia. No entanto, é fato que, se em todos os depoimentos aparecem moleques — e, por vezes, adultos — atacando sadicamente os loucos, também em todos eles encontram-se exemplos de respeito, empatia e afetividade, que partem de pessoas de todas as idades. É preciso que não sejamos maniqueístas a fim de que possamos avaliar com a lucidez possível todas as modalidades de relacionamento que se travam entre o louco e a cidade. Vimos exemplos de tolerância e até mesmo de acolhimento do delírio do louco, sem crítica ou censura. Rita ganhava suas bonecas para poder fazer delas suas filhas, e as pessoas perguntavam-lhe sobre a saúde de sua "filha", e não sobre sua "boneca". Assim, se havia uma contradição do delírio, inspirada na concepção crítica da loucura, havia simultaneamente uma convivência pautada pela melhor das tradições trágicas, isto é, sem a presença do *animus sanandi*.

Disso resulta uma conclusão importante, que é a de que o louco de rua não quer e nem sente necessidade de ser tratado. Concordo, nesse ponto, com a opinião de Sereno (1995), para quem a proposta de um tratamento para os loucos de rua é algo delicado, visto não existir demanda para tal. É a circulação pela rua que os trata. É claro que, com isso, não quero afirmar que se deva excluir a possibilidade de tratamento para essas pessoas sempre que, porventura, houver uma demanda[25].

A rua parece ser o único espaço para a sobrevivência da loucura em sua forma trágica. É pena que o abandono e a pobreza sejam as principais vias de acesso para essa vivência; é o descompromisso com as exigências sociais mais corriqueiras que sustenta essa forma de experiência da loucura. Parece que, onde vigoram as exigências da razão dominante, se torna impossível dar ao louco seu direito de cidade. Na família "média", estruturada sob os ditames morais da razão ordinária, não há lugar para isso. De acordo com o que podemos depreender dos relatos sobre os loucos de rua, a experiência da loucura em estado livre requer, na maior parte dos casos, a ausência da tutela da família e de outras instituições (inclusive a psiquiátrica), que são as guardiãs da razão comum e dominante, na qual se inscrevem os padrões de normalidade.

O louco de rua clama por liberdade e, por isso, a rua é seu *habitat* natural. De acordo com Sereno (1995), o louco, em sua livre circulação, "constrói organizações singulares de vida que parece tratá-los" (p.26). Essa construção pressupõe o livre exercício de sua

---

25. Considero muito pertinente a opinião de Sereno (1995) sobre o que seria um tratamento razoável para essas pessoas: "a questão sobre 'tratamento' deveria (...) ser recolocada levando-se em conta esse circular (deambular/flanar), essa produção singular, no sentido de ampliá-la, positivando-a. Uma idéia para isso seria a criação de redes de sustentação públicas e formais, espaços de referência concretos utilizando recursos da cidade (...) como opções para seu trajeto" (p.26).

criatividade, e só pode ocorrer mediante a liberdade de pensar e fantasiar que se apresenta como correlata à liberdade de circular. É por isso que ele é refratário ao asilo, como bem mostraram Floriza e Marcolina: ambas só foram recolhidas pela instituição de caridade, que abriga e cuida dos velhos pobres da cidade, quando já não tinham mais força física para continuar andando de um lado para o outro. Resistiram o quanto puderam. Zé Arbano, por seu turno, tinha aversão ao símbolo "cadeia", a maior das provocações que poderiam fazer-lhe. Será que isso lhe lembrava o destino do irmão Catacisco que, recolhido ao manicômio, nunca mais voltou? Ou será que esse pavor provinha da percepção que tinha de si como alguém "desviante" e, conseqüentemente, sujeito a uma vigilância mais estrita? Haveria algo de errado, reprovável ou condenável em sua forma de ser e de existir? Talvez ele tivesse a lucidez suficiente para deduzir que sim e, por isso, o perigo do encarceramento fosse para ele um pesadelo constante.

Um fato importante a ser marcado é que esse nosso louco de rua deambula dentro de uma circunscrição determinada, cujos limites são definidos por critérios baseados em sua própria história de vida, suas necessidades e seus vínculos mais significativos. Brinco, por exemplo, não saía nunca para fora do centro urbano mais antigo da cidade. Marcolina e Floriza também só circulavam dentro dos limites urbanos, ainda que com uma amplitude um pouco maior. Já Zé Arbano e Rita, originários do meio rural, mantinham vínculos em bairros rurais mais afastados, bem como em cidades vizinhas de Cambuí, como Bom Repouso, Consolação e Córrego do Bom Jesus.

O forte vínculo dessas pessoas com seu meio é irrefutável. A maior prova disso é o episódio em que Zé Arbano foi levado para uma cidade litorânea, onde se perdeu. Recolhido por uma instituição, ele conseguiu, mesmo sem saber falar, expressar seu desespero e ser identificado. Foram as próprias pessoas de Cambuí que providenciaram seu retorno, em um gesto que mostrou a contrapartida do forte vínculo de Zé Arbano com a cidade, que é o vínculo desta com relação a ele.

Se a rua obriga o louco a passar por uma série de sofrimentos, ela é, por outro lado, o agente privilegiado que lhe dá suporte. A instituição asilar, ainda que movida pela melhor das intenções, não parece ter captado a importância fundamental que a liberdade tem para esses loucos. O movimento antimanicomial, surgido com o advento da antipsiquiatria e mantido pela verificação constante da falência do modelo asilar, tem como justificativa exatamente a percepção de que a instituição fechada não trata verdadeiramente do louco, mas simplesmente o exclui, negando-lhe a cidadania. E, se considerarmos as condições de vida nos manicômios públicos, certamente não acharemos que as privações e os sofrimentos impostos pela rua são piores do que elas. As realidades opostas retratadas nos filmes de Ratton (sobre o hospício de Barbacena) e de Miriam Chnaidermann (sobre os loucos de rua de São Paulo), se comparadas, reforçam tal impressão. A cidade parece tratar mais, ou, de acordo com Sereno (1995), "não atrapalhar tanto", já que ela oferece espaços mais continentes e mais adequados à deambulação.

A prática do *acompanhamento terapêutico* — técnica auxiliar no tratamento da psicose — aprendeu com a observação do louco de rua e procura oferecer, ao louco que se trata, um pouco da liberdade da qual apenas o primeiro costuma desfrutar. Sereno (1995), refletindo sobre essa prática e comparando-a à experiência de vida do louco de rua, afirma:

"...o acompanhamento terapêutico como clínica específica no tratamento das psicoses visa essencialmente a ampliar os espaços de circulação e de articulação do paciente com a cidade. Para isso, é fundamental que se esteja aberto a esse atravessamento do urbano, para que a cidade e seus elementos possam participar ativamente do acompanhamento; do contrário, estaríamos apenas repetindo técnicas conservadoras e mantenedoras do *status quo*, segregativas e de exclusão, e isso é tudo o que não se quer" (p.25).

Para finalizar, lembro que não é somente o louco que se trata através da cidade. Como tentei demonstrar na seção anterior destas conclusões, a cidade também se trata através do contato com seus loucos.

O valor da recordação e da narrativa

Para encerrar este trabalho, eu gostaria de dizer algumas palavras sobre a própria experiência de tê-lo realizado. Durante todo o desenrolar desta pesquisa, um fato chamou-me particularmente a atenção: foi a empolgação com que o tema dos loucos de rua era tratado não só pelos entrevistados, mas também por todas as pessoas para as quais eu falava sobre o objeto do meu trabalho. Impressionou-me a constatação de que todos sempre tinham uma história para contar sobre algum louco de rua, e o faziam com muito entusiasmo.

Essa observação reitera minha conclusão sobre a importância do louco de rua para a experiência de cada pessoa que com eles conviveu e para a comunidade como um todo, indicando que o contato com ele não é um acontecimento banal, mas muito marcante, mobilizando afetos das mais diversas colorações.

Outro ponto interessante de observar é a presença reiterada de um bom número de loucos de rua de Cambuí nos diversos depoimentos, bem como a maneira razoavelmente uniforme com que são caracterizados, em si mesmos e em seu contato com a cidade. Esse dado exemplifica a atuação da memória coletiva, que impregna os cidadãos que compõem um determinado grupo. Não se trata aqui apenas da existência de um conjunto de recordações coletivas, mas também de um modo comum de percepção e apreensão de uma certa realidade. Estamos, portanto, diante daquilo que Halbwachs (1952) chamou de *quadros sociais* da memória, que fornecem aos indivíduos participantes de uma comunidade os meios de conservar e reconstruir suas recordações.

Este trabalho pôde trazer à tona um pouco da força que a narrativa, ancorada na memória, possui tanto para o indivíduo como para a coletividade. É fato, entretanto, que a tradição narrativa, no contexto da vida cotidiana, entrou em declínio na cultura moderna, visto que ela só pode sobreviver se sustentada pelo intercâmbio de experiências, do qual as pessoas foram se privando.

Lyotard (1986) relaciona a tradição oral a um "tríplice saber", visto que os atos de linguagem pertinentes ao saber veiculado pela narrativa não são efetuados somente pelo interlocutor, mas também pelo ouvinte e ainda pelo terceiro de quem se fala. O ritmo imposto pela cultura moderna, dificultando a troca de experiências, acaba sendo um obstáculo à permanência plena da tradição narrativa, que sofre a concorrência do domínio da *informação* peculiar à sociedade de massas. Benjamin (1936a) fala da "atrofia da experiência" que ocorre no estilo de vida moderno, com as novas formas de comunicação e com as novas relações que o homem estabeleceu com o tempo e com o espaço nas grandes cidades.

De acordo com Schmidt (1987), a narrativa resulta de um trabalho coletivo que acolhe a sabedoria e as experiências de vida naquilo que elas têm de essencial e inesquecível. Mas sua sobrevivência está na dependência de uma comunidade de ouvinte e narrador, que é exatamente o que a cultura moderna ameaça extinguir. O narrador, dentro da tradição oral, era aquele que processava as experiências dele próprio e da comunidade, imprimindo-lhes uma consistência e dotando-as de sentido e utilidade.

"Na tradição oral, os relatos e as histórias são objetos culturais que contemplam uma dupla necessidade da experiência: a de sedimentação ao longo do tempo, abrigando o passado e a abertura para o presente. Os relatos e as histórias atualizam a experiência do passado, ao mesmo tempo em que se enriquecem com aquela do presente" (Schmidt, 1987, p.51).

Além do mais, a narrativa tem a função de conectar cada um à sua própria experiência, à do outro e à dos antepassados, o que funde, a um só tempo, o *pessoal* com o *coletivo* e o *presente* com o *passado*. Esses traços da narrativa oral sobrevivem em algumas formas literárias, especialmente na memorialística ou na ficção que dela se impregna mais intensamente. A tradição oral é uma fonte que alimenta muitos escritores[26]. Segundo Benjamin (*apud* Schmidt, 1987), essas narrativas literárias que se aproximam da tradição oral são as que mais conservam "a força e o sabor da experiência" (p.75).

Mesmo considerando o declínio da experiência e, por conseguinte, da tradição narrativa, foi possível, na realização deste trabalho, entrar em contato com aquilo que ainda existe como remanescente dessa tradição. As entrevistas — inseridas em intervalos de descanso no cotidiano de trabalho dos entrevistados — foram marcadas, sem exceção, por um clima de paixão pelo tema proposto, proporcionando momentos de encontro alegres e fecundos para entrevistados e entrevistador. O exercício da narrativa, durante todo o tempo, deixava a forte impressão de estar cumprindo seu papel de permitir o acesso ao mundo de recordações significativas de cada pessoa que falava, o que criava um acontecimento rico dentro do seu cotidiano. Durante o processo de entrevista, a narrativa brotava espontaneamente, permitindo ao entrevistado entrar em contato com sua história de uma forma criativa.

---

26. Um deles, sem dúvida, é Guimarães Rosa, cuja escrita está impregnada de oralidade. No capítulo IV (em todas as seções) encontram-se citados alguns trechos de contos do livro *Primeiras estórias*.

Finalmente, não posso encerrar sem dizer algumas palavras sobre o significado deste trabalho para mim. Como deixei claro já na Introdução, o tema dos loucos de rua conecta-se à minha própria história na cidade de Cambuí. Na verdade, a forma acabada desta pesquisa é apenas o momento mais significativo de uma investigação que faço desde a minha infância, impactado que fui, sempre, pelos fascinantes loucos da cidade, esses mesmos que apareceram nas entrevistas...

Referências bibliográficas

AGOSTINHO, Santo. (397/401) Confissões. *Os Pensadores*. São Paulo: Abril Cultural, 1980.

ALEXANDER, F. e SELESNICK, S. (1966) *História da psiquiatria*. São Paulo: Ibrasa, 1980.

ALMEIDA, G. (1947) *Poesia vária*. São Paulo: Cultrix, s/d.

AMADO, J. *Tieta do Agreste*. Rio de Janeiro: Record, 1989.

ANDRADE, C.D. (1930) Alguma poesia. *Poesia e prosa completa*. Rio de Janeiro: José Aguilar, 1973.

――――――. *Menino antigo*. Rio de Janeiro: José Olympio, 1974.

――――――. *Esquecer para lembrar*. Rio de Janeiro: José Olympio, 1979.

ARISTÓTELES. (348-322 a.C.) Ética a Nicômano. *Os Pensadores*. São Paulo: Abril Cultural, 1979.

――――――. Poética. *Op. cit.*

AUSTIN, J.L. *Quando dizer é fazer — Palavras e ação*. Porto Alegre: Artes Médicas, 1990.

BACHELARD, G. (1960) *A poética do devaneio*. São Paulo: Martins Fontes, 1988.

BARROS, M. *Gramática expositiva do chão*. Rio de Janeiro: Civilização Brasileira, 1990.

——————. *Livro sobre nada*. Rio de Janeiro: Record, 1997.

BASAGLIA, F. (1968) *A instituição negada*. Rio de Janeiro: Graal, 1982.

BASTIDE, R. (1972) Introdução às ciências da loucura. In: QUEIROZ, M.I.P. (Org.). *Roger Bastide*. São Paulo: Ática, 1983. p.177-203.

BENEDICT, R. *Patterns of culture*. Boston: Riverside, 1934.

BENJAMIN, W. (1936a) Sobre alguns temas em Baudelaire. *Os Pensadores*. São Paulo: Abril Cultural, 1980.

——————. (1936b) O narrador — Observações acerca da Obra de Nicolau Leskov.*Op. cit.*

BERGSON, H. (1897) *Matéria e memória — Ensaio sobre a relação do corpo com o espírito*. São Paulo: Martins Fontes, 1990.

BIRMAN, J. Freud e a crítica da razão delirante. *Rev. Bras. Psicanal.*, 23(4):11-31, 1989.

BLEULER, E. *Textbook of psychiatry*. New York: Macmillan, 1924.

BOSI, E. *Memória e sociedade — Lembranças de velhos*. São Paulo: T.A. Queiroz, 1979.

——————. A pesquisa em memória social. *Psicologia USP*, 4(1/2):277-84, 1993.

CAMPOS, J.M.M. O preso (conto). *Portas fechadas*. Rio de Janeiro: O Cruzeiro, 1957.

CANGUILHEM, G. (1966) *Le normal et le pathologique*. Paris: PUF, 1984.

CARDINI, F. História, história social, história oral, folclore. *Psicologia USP*, 4(1/2):319-28, 1993.

CASSIRER, E. (1944) *Ensaio sobre o homem — Introdução a uma filosofia da cultura humana.* São Paulo: Martins Fontes, 1994.

CASTEL, R. *A ordem psiquiátrica: a idade de ouro do alienismo.* Rio de Janeiro: Graal, 1978.

—————. *A gestão dos riscos.* Rio de Janeiro: Francisco Alves, 1987.

CHAUÍ, M. *Convite à filosofia.* São Paulo: Ática, 1995.

CHNAIDERMANN, M. *Dizem que sou louco.* Filme, cor, 16 mm, 12 min., 1994.

CLAUDON, F. O romantismo. *Bol. Novidades Pulsional*, 7(66):7-26, 1994.

COMTE, A. (1830-1842) Curso de filosofia positiva. *Os Pensadores.* São Paulo: Abril Cultural, 1973.

COOPER, D. (1967) *Psiquiatria e antipsiquiatria.* São Paulo: Perspectiva, 1982.

COSTA, J.F. Pragmática e processo analítico. In: COSTA, J.F. (Org.). *Redescrições da psicanálise — Ensaios pragmáticos.* Rio de Janeiro: Relume-Dumará, 1994a.

—————. *A ética e o espelho da cultura.* Rio de Janeiro: Rocco, 1994b.

—————. *A face e o verso — Estudos sobre o homoerotismo II.* São Paulo: Escuta, 1995.

—————. A devoração da esperança no próximo. *Folha de São Paulo* (Caderno *Mais*), 22/09/1996.

CUNHA, M.C.P. *O espelho do mundo — Juquery, a história de um asilo.* São Paulo: Paz e Terra, 1986.

DEMARTINI, Z.B.F. Trabalhando com relatos orais: reflexões a partir de uma trajetória de pesquisa. *Textos 3.* 2ª série, 1992.

———. Relatos orais: a participação dos sujeitos na pesquisa histórico-sociológica. *Cadernos CERU*, n° 5, série 2, 1994. p.61-68.

DESCARTES, R. (1637) Discurso do método. *Os Pensadores*. São Paulo: Abril Cultural, 1979.

——— (1641) Meditações. *Op.cit.*

DEVEREUX, G. *Essais d'etnopsyquiatrie génerale*. Paris: Gallimard, 1970.

DIDEROT, D. (1761) O sobrinho de Rameau. *Os Pensadores*. São Paulo: Abril Cultural, 1973.

DUBY, G. A solidão nos séculos XI-XIII. In: ARIÈS, P. e DUBY, G. (Orgs.). *História da vida privada*. São Paulo: Companhia das Letras, 1990. v.2.

DURKHEIM, E. (1895) As regras do método sociológico. *Os Pensadores*. São Paulo: Abril Cultural, 1973.

EPICURO. (séc. IV/III a.C.) Antologia de textos. *Os Pensadores*. São Paulo: Abril Cultural, 1980.

ERASMO DE ROTTERDAM. (1509) Elogio da loucura. *Os Pensadores*. São Paulo: Abril Cultural, 1972.

ESQUIROL, J. *Des maladies mentales considerées sous les rapports médical, higiénique et médico-légal*. Paris: Baillière, 1838.

FERRAZ, F.C. *A eternidade da maçã — Freud e a ética*. São Paulo: Escuta, 1994a.

———. Algumas conseqüências da teoria freudiana sobre a ética. *Bol. Novidades Pulsional*, 7(64):20-5, 1994b.

———. O mal estar no trabalho. In: VOLICH, R.M.; FERRAZ, F.C. e ARANTES, M.A.A.C. (Orgs.). *Psicossoma II — Psicossomática psicanalítica*. São Paulo: Casa do Psicólogo, 1998.

FOUCAULT, M. (1954) *Doença mental e psicologia*. Rio de Janeiro: Tempo Brasileiro, 1984.

———. (1961) *História da loucura na Idade Clássica*. São Paulo: Perspectiva, 1989.

FRAYZE-PEREIRA, J. *O que é loucura*. São Paulo: Brasiliense, 1982.

FREUD, S. (1894) As neuropsicoses de defesa. *Edição Standard Brasileira das Obras Psicológicas Completas*. Rio de Janeiro: Imago, 1981. v.3.

———. (1900) A interpretação dos sonhos. *Op. cit.*, v.4-5.

———. (1908) Caráter e erotismo anal. *Op. cit.*, v.9.

———. (1911) Notas psicanalíticas sobre um relato autobiográfico de um caso de paranóia (dementia paranoides). *Op. cit.*, v.12.

———. (1912) Tipos de desencadeamento da neurose. *Op. cit.*, v.12.

———. (1913) Totem e tabu. *Op. cit.*, v.13.

———. (1914a) A história do movimento psicanalítico. *Op. cit.*, v.14

———. (1914b) Sobre o narcisismo: uma introdução. *Op. cit.*, v.14.

———. (1919) O estranho. *Op. cit.*, v.17.

———. (1923) Neurose e psicose. *Op. cit.*, v.19.

———. (1924) A perda da realidade na neurose e na psicose. *Op. cit.*, v.19.

———. (1930) O mal estar na civilização. *Op. cit.*, v.22.

———. (1937) Construções em análise. *Op. cit.*, v.23.

———. (1938) A divisão do ego no processo de defesa. *Op. cit.*, v.23.

GRANGER, G.G. *A razão*. São Paulo: Difusão Européia do Livro, 1969.

HALBWACHS, M. *La mémoire collective*. Paris: PUF, 1950.

—————. *Les cadres sociaux de la mémoire*. Paris: PUF, 1952.

HEGEL, G.W.F. (1807) A fenomenologia do espírito. *Os Pensadores*. São Paulo: Abril Cultural, 1974.

JACCARD, R. *A loucura*. Rio de Janeiro: Zahar, 1981.

JAMES, W. (1890) Princípios de psicologia. *Os Pensadores*. São Paulo: Abril Cultural, 1979.

—————. (1909) O significado da verdade. *Op.cit.*

JASPERS, K. (1913) *Psicopatologia geral*. Rio de Janeiro: Atheneu, 1985.

KANT, I. (1781) Crítica da razão pura. *Os Pensadores*. São Paulo: Abril Cultural, 1974.

KERNAN, A.B. Estética romântica e psicanálise freudiana. *Bol. Novidades Pulsional*, 7(66):27-37, 1994.

KUHN, T. *A estrutura das revoluções científicas*. São Paulo: Perspectiva, 1975.

LACAN, J. (1955-56) *As psicoses* (*O seminário*, livro 3). Rio de Janeiro: Zahar, 1985.

LAING, R.D. (1960) *O eu dividido*. Petrópolis: Vozes, 1982.

LEMINSKI, P. *Caprichos & relaxos*. São Paulo: Brasiliense, 1984.

LIMA, J. (1929) Novos poemas. In: *Poesia completa*. Rio de Janeiro: Nova Fronteira, 1980. v.1.

—————. (1938) A túnica inconsútil. *Op. cit.*

—————. (1950) Sonetos. *Op. cit.*

LOUZÃ NETO, M.R.; MOTTA, T.; WANG, Y.-P. e ELKIS, H. (Orgs.). *Psiquiatria básica*. Porto Alegre: Artes Médicas, 1995.

LYOTARD, J.-F. *O pós-moderno*. Rio de Janeiro: José Olympio, 1986.

MEIHY, J.C.S.B. *Canto de morte kaiowá — História oral de vida*. São Paulo: Loyola, 1991.

―――――. Definindo história oral e memória. *Cadernos CERU*, n° 5, série 2, 1994. p.52-60.

MONTAIGNE, M. (1580-1588) Ensaios. *Os Pensadores*. São Paulo: Abril Cultural, 1980.

MORLEY, H. (1942) *Minha vida de menina*. São Paulo: Companhia das Letras, 1998.

NAVA, P. *Baú de ossos* (*Memórias*, v.1). Rio de Janeiro: José Olympio, 1981.

NIETZSCHE, F. (1871) O nascimento da tragédia no espírito da música. *Os Pensadores*. São Paulo: Abril Cultural, 1978.

PAES, J.P. *Prosas seguidas de odes mínimas*. São Paulo: Companhia das Letras, 1992.

PASCAL, B. (1670) Pensamentos. *Os Pensadores*. São Paulo: Abril Cultural, 1979.

PELBART, P.P. *Da clausura do fora ao fora da clausura — Loucura e desrazão*. São Paulo: Brasiliense, 1989.

PAULA, H.A. *Montes Claros, sua história, sua gente, seus costumes*. Montes Claros, 1979.

PESSANHA, J.A.M. As delícias do jardim. In: NOVAES, A. (Org.). *Ética*. São Paulo: Companhia das Letras, 1992. p.57-85.

PESSOTTI, I. *A loucura e as épocas*. Rio de Janeiro, 34, 1994.

PINEL, P. *Traité médico-philosophique sur l'aliénation mentale*. Paris: J.A. Brosson, 1809.

PROUST, M. (1913) *O caminho de Swann*. Porto Alegre: Globo, 1981.

QUEIROZ, M.I.P. Relatos orais: do indizível ao dizível. *Ciência e Cultura*, 39(3):272-86, 1987.

QUINE, W.V. (1953) De um ponto de vista lógico. *Os Pensadores*. São Paulo: Abril Cultural, 1980.

RAMOS, G. (1945) *Infância*. Rio de Janeiro: Record, 1981.

RATTON, H. *Em nome da razão*. Filme, preto e branco, 16 mm, 24 min., 1979.

REGO, J.L. *Fogo morto*. Rio de Janeiro: José Olympio, 1943.

RORTY, R. A pragmatist view of rationality and cultural difference. *Philosophy East & West*, 42(4):581-96, 1992.

ROSA, J.G. (1962a) Soroco, sua mãe, sua filha (conto). *Primeiras estórias*. Rio de Janeiro: José Olympio, 1978.

―――――. (1962b) A menina de lá (conto). *Op. cit.*

―――――. (1962c) A Benfazeja (conto). *Op. cit.*

―――――. (1962d) Darandina (conto). *Op. cit.*

SAINT-HILAIRE, A. (1833) *Viagem pelo distrito dos diamantes e Litoral do Brasil*. Belo Horizonte, Itatiaia/São Paulo: Universidade de São Paulo, 1974.

SALLES, J. (1960) *Se não me falha a memória*. São Paulo: Instituto Moreira Salles, 1993.

SANTOS, N.P. *A terceira margem*. Filme, longa-metragem, 1994.

SARTRE, J.-P. (1946) O existencialismo é um humanismo. *Os Pensadores*. São Paulo: Abril Cultural, 1980.

SCHMIDT, M.L.S. *A experiência de psicólogas na comunicação de massa*. Tese de doutorado. Instituto de Psicologia da Universidade de São Paulo, 1987.

―――――. O passado, o mundo do outro e o outro mundo: tradição oral e memória coletiva. *Imaginário*, 1(2):89-100, 1995.

SCHMIDT, M.L.S. & MAHFOUD, M. Halbwachs: memória coletiva e experiência. *Psicologia USP*, 4(1/2):285-98, 1993.

SCHNEIDER, K. (1946) *Psicopatologia clínica*. São Paulo: Mestre Jou, 1976.

SCHOPENHAUER, A. (1819) O mundo como vontade e representação. *Os Pensadores*. São Paulo: Abril Cultural, 1980.

———. (1819-1844) Crítica da filosofia kantiana. *Op. cit.*

SERENO, D. Acompanhamento terapêutico e produção de cinema: pesquisa para o curta-metragem "Dizem que sou louco". *Percurso*, 7(14):22-6, 1995.

SERPA Jr., O. Dando sentido ao mundo: classificar e delirar. In: COSTA, J.F. (Org.). *Redescrições da psicanálise — Ensaios pragmáticos*. Rio de Janeiro: Relume-Dumará, 1994.

SOUZA, H. *A lista de Alice*. São Paulo: Companhia das Letras, 1996.

SWAIN, G. De Kant à Hegel: deux époques de la folie. *Libre*, n° 3. Paris: Payot, 1977.

SZASZ, T. *The mith of mental illness*. London: Granada, 1972.

———. *A fabricação da loucura*. Rio de Janeiro: Zahar, 1976.

———. *Ideologia e doença mental*. Rio de Janeiro: Zahar, 1980.

THIOLLENT, M. *Metodologia da pesquisa-ação*. São Paulo: Cortez, 1986.

VELOSO, C. Janelas abertas n° 2. *Chico e Caetano ao vivo*. Disco Philips, 1972.

WINNICOTT, D.W. (1966) Ausência de sentimento de culpa. *Privação e delinqüência*. São Paulo: Martins Fontes, 1987.

WITTGENSTEIN, L. (1953) Investigações filosóficas. *Os Pensadores*. São Paulo: Abril Cultural, 1975.